Weber
Rezepte für die Beratung

Reihe PTA*heute* Buch

Müller-Bohn – **Betriebswirtschaft für die Apotheke**, 2009

Weber – **Rezepte für die Beratung**, 2009

Rezepte für die Beratung

Fallbeispiele aus der Apotheke

Christiane Weber, Reutlingen

Mit einem Geleitwort von Reinhild Berger

27 Farbabbildungen, 36 Rezeptbeispiele und 4 Tabellen

Deutscher Apotheker Verlag

Anschrift der Verfasserin
Christiane Weber
Apothekerin und Fachjournalistin
Peter-Rosegger-Str. 194
72762 Reutlingen

Alle Angaben in diesem Buch wurden sorgfältig geprüft. Dennoch können die Autorin und der Verlag keine Gewähr für deren Richtigkeit übernehmen.

Ein Markenzeichen kann warenzeichenrechtlich geschützt sein, auch wenn ein Hinweis auf etwa bestehende Schutzrechte fehlt.

Bibliografische Information der Deutschen Nationalbibliothek: Die Deutsche Nationalbibliothek verzeichnet diese Publikation in der Deutschen Nationalbibliografie; detaillierte bibliografische Daten sind im Internet unter http://dnb.d-nb.de abrufbar.

1. Auflage 2009
ISBN: 978-3-7692-4912-5

Jede Verwertung des Werkes außerhalb der Grenzen des Urheberrechtsgesetzes ist unzulässig und strafbar. Das gilt insbesondere für Übersetzungen, Nachdrucke, Mikroverfilmungen oder vergleichbare Verfahren sowie für die Speicherung in Datenverarbeitungsanlagen.

© 2009 Deutscher Apotheker Verlag
Birkenwaldstr. 44, 70191 Stuttgart
www.deutscher-apotheker-verlag.de
Printed in Germany
Satz: Gebr. Knöller GmbH & Co KG, Stuttgart
Druck: Beltz Druckpartner, Hemsbach
Umschlaggestaltung: deblik, Berlin

Geleitwort

PTA*heute* – mehr als eine Zeitschrift

Im Januar 2006 fiel in der Zeitschrift PTA*heute* der Startschuss für eine neue Rubrik „Beratung auf Rezept". Monat für Monat stellen wir seitdem ein Rezept mit Verordnungen vor, die in jeder Apotheke Alltag sind. PTA*heute*-Autorin Christiane Weber porträtiert die Arzneistoffe in Kurzform, gibt wichtige Abgabehinweise und liefert Ideen für sinnvolle Zusatzverkäufe. Sehr schnell schlossen unsere Leserinnen und Leser diesen PTA*heute*-Service fest in ihr Herz: Durch Umfragen, zahlreiche Rückmeldungen aus dem Leserkreis sowie aus persönlichen Gesprächen wissen wir, dass „Beratung auf Rezept" ausschließlich positiv beurteilt und zur Lieblingsrubrik vieler PTA und auch Apotheker/innen wurde.

Geschätzt werden sowohl die fachlichen Inhalten als auch die hochmotivierende, verständliche Sprache, die sofort in das Beratungsgespräch mit dem Kunden einfließen kann.

Was lag also näher, als die bei unserem Leserkreis so beliebten Texte nun auch als Buch anzubieten? „Rezepte für die Beratung" ist der zweite Titel innerhalb der PTA*heute*-Buchreihe.

Wunsch und Ziel ist es, allen in der öffentlichen Apotheke tätigen PTA und anderen Apothekenmitarbeitern über die aktuelle Zeitschrift hinaus praxisnahe, gut verständliche Bücher und Nachschlagewerke für das erfolgreiche Selbststudium anzubieten.

Sie als Leserin und Leser dürfen darauf vertrauen, dass wir in dieser Buchreihe dem PTA*heute*-Konzept treu bleiben und Ihnen Inhalte mit größtmöglichem Nutzen für den Apothekenalltag bieten.

Die PTA*heute*-Redaktion freut sich schon jetzt auf ein möglichst lebhaftes Echo aus dem Leserkreis.

Reinhild Berger
Herausgeberin und Chefredakteurin PTA*heute*

Vorwort

Bestimmt haben Sie in Ihrem Beruf auch schon die positive Erfahrung gemacht: Man kann in der Apotheke mit relativ wenig Aufwand viel bewirken – sowohl was die Betreuung des Kunden als auch den Erfolg einer medikamentösen Therapie angeht. Und das allein durch Worte, etwas Eigeninitiative und vielleicht ein bisschen überdurchschnittliches Engagement. Eine weitere Voraussetzung: Sie sind selbst gut informiert und haben die wichtigsten Abgabehinweise parat – nicht nur zu OTC-Präparaten, sondern auch zu den gängigen rezeptpflichtigen Arzneimitteln.
In der Selbstmedikation wird die Kundenberatung in der Apotheke heutzutage als selbstverständlich vorausgesetzt. Bei der Belieferung von Rezepten mangelt es an Begleithinweisen manchmal noch etwas. Obwohl ein Arzt für die Verordnung verantwortlich ist und den Patienten über die Therapie schon aufgeklärt haben sollte, zeigt die Praxis, dass viele Arzneimittel-Anwender noch großen Informationsbedarf haben, wenn sie in der Apotheke ihre Medikamente von Ihnen entgegennehmen. Das reicht von Fragen zur Dosierung über den Umgang mit komplizierteren Applikationssystemen wie z.B. Dosieraerosolen, Fertigspritzen etc. bis zur begleitenden Ernährungsberatung. Und dann gibt es da ja noch die vielen wertvollen Zusatztipps, die noch längst nicht jeder Ihrer Kunden kennt ...
Im Apotheken-Alltag geht es bekanntlich oft sehr hektisch zu und die Zeit fürs Kundengespräch ist meist knapp bemessen. Doch das darf kein Alibi fürs schnelle, kommentarlose Kundenabfertigen sein. Schließlich befähigt Sie Ihre anspruchsvolle Berufsausbildung zur patientenorientierten Fachberatung. Die wichtigsten praxisrelevanten Informationen lassen sich außerdem meist in wenigen prägnanten Sätzen zusammenfassen und mit einfachen Worten verständlich rüberbringen. Für die Apotheke von heute geht es darum, mit kompetenten beratungsaktiven Mitarbeitern ihren Nutzen für die Bevölkerung erlebbar zu machen. Hierzu sind konkrete, laienverständliche und im Alltag umsetzbare Informationen gefragt – auch bzw. gerade bei der Abgabe rezeptpflichtiger Medikamente!
Übrigens: Der Gesetzgeber hat in der Apothekenbetriebsordnung (§ 3) neben der Abgabe von Arzneimittel auch die „Informationen und Beratung über Arzneimittel" als pharmazeutische Tätigkeit juristisch verankert. Sie gehört somit zu Ihren berufsspezifischen Aufgaben.
Mut und Motivation zur Beratung bei Vorlage eines Rezepts – dabei wollen wir Sie mit unserem neuen Buch „Rezepte für die Beratung" unterstützen. Darin bieten wir Ihnen keine konstruierten Sonderfälle aus dem Lehrbuch. Vielmehr haben wir ausschließlich authentische Rezeptbeispiele aus dem Alltag herausgegriffen, wie sie der Autorin bei ihrer eigenen Apothekentätigkeit begegnet sind und wie sie vermutlich auch in Ihrer Apotheke tagtäglich vorkommen (*die Namen der Personen wurden aus Datenschutzgründen geändert). Die Auswahl der Themen und Präparate erfolgte völlig firmenunabhängig.

Vorwort

Mein Dank gilt den Unternehmen, die uns Fotomaterial für den Abdruck zur Verfügung gestellt haben. Ganz besonders herzlich bedanke ich mich bei Frau Reinhild Berger, Chefredakteurin PTA*heute*, als Ideengeberin zu „Rezepte für die Beratung" für die hervorragende Unterstützung und bei Frau Dr. Jutta Zwicker, Programmplanerin im DAV, für die sehr konstruktive Zusammenarbeit.

Wir hoffen, Ihnen mit diesem Buch viele nützliche, im Apothekenalltag direkt umsetzbare Informationen und Formulierungsvorschläge an die Hand zu geben, so dass Sie gleich ab morgen Ihre Kunden bei der Rezeptbelieferung noch besser betreuen können. In der Regel sind Sie der letzte fachkundige Ansprechpartner, dem der Kunde vor der Arzneimittelanwendung begegnet. Oft hängt der Erfolg einer ärztlich angeordneten Medikation ganz entscheidend davon ab, ob und welche Hinweise Sie dem Patienten dazu mit auf den Weg geben. Probieren Sie es aus, es lohnt sich nicht nur für das Wohl des Kunden, auch Sie selbst werden durch die Erfolgserlebnisse noch mehr Spaß an Ihrem Beruf haben.

Wir wünschen Ihnen viel Erfolg mit „Rezepte für die Beratung"!

Reutlingen, Sommer 2009 *Apothekerin Christiane Weber*

Inhalt

1. Schmerzen 1
   1.1 Schmerzen und Fieber 1
   1.2 Zahnschmerzen 6
   1.3 Migränekopfschmerzen 10
   1.4 Starke Schmerzen 13

2. Infektionskrankheiten 19
   2.1 Mittelohrentzündung 19
   2.2 Windpocken 23
   2.3 FSME 26
   2.4 Harnwegsinfekt 31
   2.5 Nagelpilz 36

3. Herz-Kreislauf-Erkrankungen 41
   3.1 Bluthochdruck 41
   3.2 Gerinnungshemmung (Marcumar®) 46
   3.3 Thromboseprophylaxe (Heparin) 52

4. Stoffwechselerkrankungen 57
   4.1 Osteoporose 57
   4.2 Hypercholesterinämie und Gicht 61
   4.3 Diabetes (Insulin-Therapie) 65
   4.4 Diabetes (Blutzuckermessstreifen) 70
   4.5 Eisenmangel 74

5. Atemwegserkrankungen 79
   5.1 Asthma 79
   5.2 COPD 85
   5.3 Bronchitis 89
   5.4 Heuschnupfen 93
   5.5 Inhalationstherapie 96

6. Hauterkrankungen 103
   6.1 Akne 103
   6.2 Gürtelrose 107
   6.3 Haarausfall 111
   6.4 Schuppenflechte 115
   6.5 Kopfläuse 119
   6.6 Infektiöses Ekzem 124

7. Frauenleiden und Verhütung ... 129
7.1 Vaginalmykose ... 129
7.2 Verhütungsring (Nuvaring®) ... 133

8. Andere Erkrankungen ... 137
8.1 Glaukom ... 137
8.2 Raucherentwöhnung ... 142
8.3 Magenbeschwerden ... 146
8.4 Inkontinenz ... 150
8.5 Misteltherapie ... 154
8.6 Erektile Dysfunktion ... 158

Literaturverzeichnis ... 163

Sachregister ... 167

Die Autorin ... 176

Schmerzen

Sowohl im Bereich der Selbstmedikation, auch bei der ärztlichen Verordnung spielen Schmerzmittel in der Apotheke eine große Rolle. Als in der Offizin tätige PTA sind Sie täglich mit den verschiedensten Analgetikaklassen konfrontiert – von den nichtsteroidalen Analgetika wie Paracetamol bis hin zu Opioid-Analgetika auf BtM-Rezept. Die Indikationen, welche der jeweiligen Schmerzmedikation zugrunde liegen, sind dabei so unterschiedlich, wie die verschriebenen Medikamente selbst. Doch manche Konstellationen treten im Apothekenalltag besonders häufig auf. Hierzu zählen z.B. Fieber und Schmerzen beim Kind, Zahnschmerzen, Migräne oder opioidpflichtige starke Schmerzen. Diese Themen werden daher im Folgenden aus dem Blickwinkel der Rezeptbelieferung und der damit verbundenen Beratung intensiver beleuchtet.

1.1 Schmerzen und Fieber

Es dient seit Jahrzehnten zur Fieber- und Schmerzlinderung, kann von 0- bis 100-Jährigen eingenommen werden und wandert jeden Tag x-mal über den HV-Tisch. Die Rede ist von Paracetamol. Für kleine Patienten wird es nach wie vor häufig verschrieben, was Ihnen die Tür zur Beratung auf Rezept öffnet. Das ist derzeit notwendiger denn je. Schließlich haben die jüngsten Dosierungsanpassungen für Verwirrung gesorgt. Haben Sie trotz allem noch den Überblick behalten und das Einmaleins der Paracetamol-Abgabe für ein fieberndes Kind parat?

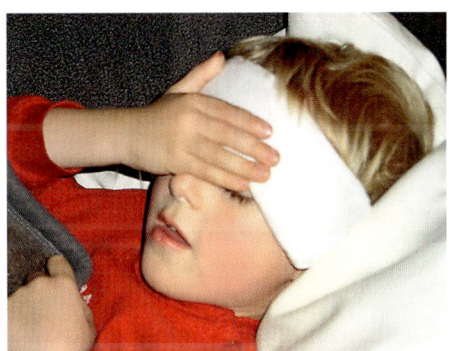

Abb. 1.1: Rezepte für fiebernde Kinder sind in der Apotheke ein wichtiges Beratungsthema. Quelle: Weber-Fina

Paracetamol ist neben ASS das weltweit meist verwendete Schmerzmittel. Als nichtsaure Verbindung kann dieses Anilin-Derivat die Blut-Hirn-Schranke gut überwinden. Die Hemmung der Prostaglandin-Synthese im zentralen Nervensystem galt daher bisher auch als Hauptwirkmechanismus.

1 Schmerzen

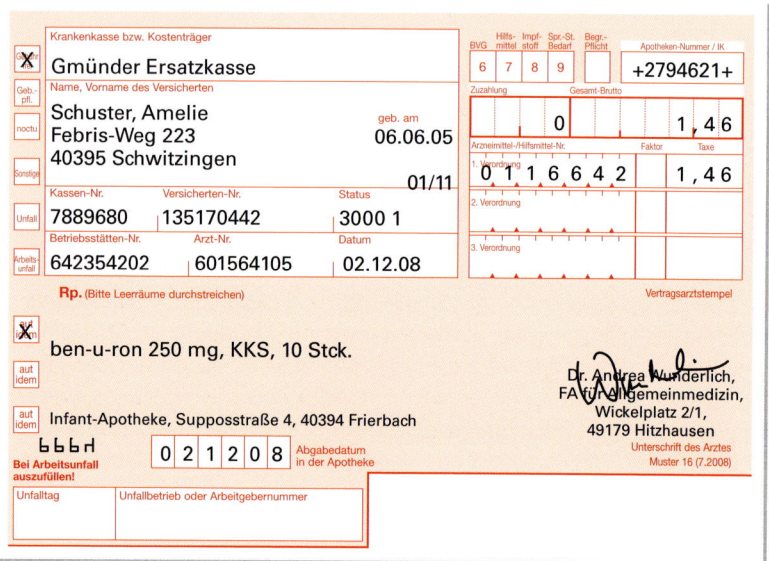

Damit ließen sich seine fieber- und schmerzlindernde Wirkung bei nur schwacher Entzündungshemmung und die gute Magenverträglichkeit plausibel erklären. Doch aktuelle Forschungsergebnisse haben gezeigt, dass Paracetamol auch die periphere COX-2 (Cyclooxygenase 2) im Körper hemmen kann. Kurzum: Selbst im Jahr 2009 ist der genaue Wirkmechanismus des guten alten Paracetamol noch nicht eindeutig geklärt.

Kundensignale wahrnehmen

Frau Schuster* hat ganz andere Sorgen: Ihre dreieinhalbjährige Tochter Amelie* aus unserem Rezeptbeispiel ist krank und fiebert. Die Ärztin hat ihr ein Rezept über die Paracetamol-haltigen ben-u-ron® Zäpfchen ausgestellt – „für den Bedarfsfall" wie es in der Praxis hieß. Frau Schuster ergänzt: „Wenn's damit übermorgen nicht besser ist, muss ich mit Amelie dort wieder antanzen!"

Als aufmerksame PTA erkennen Sie sofort: Die Mutter fühlt sich mit ihrem kränkelnden Kind etwas überfordert und wurde in der Arztpraxis nur vage über die Medikation aufgeklärt. Hier sind Sie also mit ein paar Erklärungen zu fiebernden Kindern im Allgemeinen und Paracetamol-Zäpfchen im Besonderen gefragt.

Schmerzen und Fieber

Stimmt die Dosierung?

Die Dosierung von Paracetamol richtet sich nach dem Alter oder besser nach dem Körpergewicht des Patienten. Schließlich kann das Körpergewicht in einer Altersklasse individuell sehr verschieden sein. Für eine Paracetamol-Einzeldosis gilt: 10-15 mg pro kg Körpergewicht bis maximal 60 mg pro kg als Tagesgesamtdosis. Fragen Sie auf jeden Fall nach: „Hat Ihnen der Arzt zu diesen Zäpfchen die Dosierung genannt?" Wenn dies nicht der Fall ist oder Ihnen die Angaben ungewöhnlich erscheinen, lassen Sie sich zum Nachrechnen das aktuelle Körpergewicht von Amelie nennen. Oder stellen Sie Amelie einfach auf Ihre Apothekenwaage! Damit diese Aktion nicht als Wichtigtuerei missgedeutet wird, erklären Sie dabei: „Diese Zäpfchen helfen gut und haben kaum Nebenwirkungen – vorausgesetzt, die Dosierung stimmt. Daher müssen wir in diesem Punkt auf Nummer sicher gehen!"

Alte oder neue Empfehlung?

Wenn Amelie z.B. 16 kg auf die Waage bringt, darf sie laut alter Dosierungsvorgabe maximal 4 Zäpfchen bzw. 1000 mg Paracetamol pro Tag bekommen, nach neuer Empfehlung nur noch 3 Zäpfchen (750 mg). Hintergrund ist, dass das Bundesinstitut für Arzneimittel und Medizinprodukte (BfArM) im Mai 2008 die Pharmaunternehmen dazu aufgefordert hat, die Dosierungsangaben für die Altersklassen zwischen 6 Monaten und 12 Jahren aus Verbraucherschutzgründen nach unten zu korrigieren. Während einige Firmen (z.B. ratiopharm, Aliud) diese Dosisänderungen bereits übernommen haben, hat bene-Arzneimittel für ben-u-ron® bisher die alten Dosierungsschritte mit der Begründung beibehalten, dass keine ausreichenden Daten für eine Dosisabsenkung vorlägen und die Gefahr von Unterdosierungen bestünde. Daher existieren derzeit alte und neue Dosierungsempfehlungen nebeneinander, was schon so manchen verwirrt hat. Umso wichtiger ist es, dass die Kunden von Ihnen über die individuelle Dosierung ihres Präparats aufgeklärt werden!

Vorsicht Überdosierung!

Obwohl Paracetamol in Schwangerschaft und Stillzeit sowie auch schon für Säuglinge eingesetzt werden darf, sollte Ihnen bewusst sein, dass Überdosierungen die Leber schädigen können – bis zum tödlichen Koma. Die Tagesgrenzdosis sollte also keinesfalls überschritten werden und nicht länger als 3 Tage angewendet werden. Zwischen den Zäpfchengaben sollten jeweils mindestens 6 Stunden liegen. Übrigens: Eine gängige Überdosierungsgefahr bei Kindern liegt in der versehentlichen Gabe mehrerer Paracetamol-Präparate gleichzeitig, also z.B. Saft parallel zu Zäpfchen. Auch ist vielen Verbrauchern nicht klar, dass noch andere Präparate (z.B. Captin®) ebenfalls Paracetamol enthalten. Fragen Sie daher Frau Schuster unbedingt, ob sie Amelie derzeit noch andere Medikamente gibt!

Beim Kind richtig Fieber messen

» Die zuverlässigsten Werte ergibt immer noch die rektale Fiebermessung. Dazu sollte das Thermometer etwa 1,5 cm tief in den After eingeführt werden. Dies geht leichter, wenn man die Spitze zuvor angefeuchtet oder mit etwas Vaseline bestrichen hat. Die Messung mit einem Ohrthermometer verläuft zwar wesentlich rascher, ist jedoch ungenauer und liefert im Schnitt um 0,5 °C geringere Werte. Achsel oder Mund sind beim Kind keine geeigneten, weil unzuverlässige Messorte.

Zäpfchen richtig platzieren

Geben Sie bei der Abgabe von Zäpfchen Ihren Kunden auch ganz praktische Anwendungstipps: „Führen Sie die Zäpfchen am besten nach dem Stuhlgang und möglichst tief in den After ein. Das geht leichter, wenn Sie das Zäpfchen vorher kurz ins warme Wasser tauchen oder einfach in der Hand halten." Damit das Zäpfchen nicht gleich wieder zum Vorschein kommt, empfiehlt es sich, die Gesäßhälften ein paar Minuten leicht zusammenzudrücken. Alternativ kann Frau Schuster das Zäpfchen auch mit der stumpfen Seite voran einführen. Denn man hat herausgefunden, dass die Zäpfchenspitze dem Darmschließmuskel einen geringeren Widerstand bietet, so dass sich dieser rascher wieder zusammenziehen kann.

Damit Frau Schuster erst gar nicht ins Grübeln kommt: Hartfett-Zäpfchen weisen trotz sachgerechter Lagerung manchmal einen mattweißen Belag auf (Hartfett-Modifikationsänderung). Dabei handelt es sich nur um eine optische Veränderung, die mit keinerlei Wirkungsbeeinträchtigung verbunden ist.

Schmerzen und Fieber

Wadenwickel

» Ein effektives Hausmittel gegen Fieber – und somit auch mal eine Empfehlung wert – sind Wadenwickel. Das Prinzip besteht dabei darin, dem Körper Wärme zu entziehen. Hierzu werden Tücher in lauwarmes Wasser getaucht, ausgewrungen und eng um die Unterschenkel gewickelt. Auf diese Weise kann hohes Fieber um 1 bis 1,5 °C abgesenkt werden. Wichtig: Wadenwickel dürfen nur an warmen Beinen durchgeführt werden!

Fieber-Verständnis fördern

Wenn Sie fiebersenkende Präparate aushändigen, sollten Sie darauf hinweisen, dass Fieber an sich eine nützliche und wirkungsvolle Abwehrreaktion des Körpers darstellt. Daher sollte man leichtes Fieber auch nicht sofort unterdrücken.

Wann ist es Fieber?

» Normaltemperatur: bis 37,5°C (Durchschnitt: 36,6°C)
erhöhte Temperatur (subfebril): bis 38°C
mäßiges Fieber: bis 39°C
hohes Fieber: über 39°C

Bettruhe ist für fiebernde Kinder nicht immer zwingend notwendig. Oft ist es für alle Beteiligten stressfreier, ein kränkelndes Kind in Ruhe spielen zu lassen, statt unter Zwang ins Bett zu stecken. Körperliche Anstrengungen sind bei Fieber aber tabu. Wichtig ist auch, „... dass Amelie genug trinkt, um den fieberbedingten Flüssigkeitsverlust auszugleichen." Hierzu können Sie gleich einen schmackhaften Tee empfehlen (z.B. Melisse). Auch verdünnte Säfte sind geeignet.

Frau Schuster sollte natürlich auch die Warnsignale kennen, die einen vorzeitigen Arztbesuch notwendig machen würden. Hierzu zählen z.B. apathisches Verhalten von Amelie, starke Schmerzen, Nackensteifigkeit, Verweigerung von Flüssigkeit, Bewusstseinstrübung sowie anhaltendes Fieber oder Symptomverschlechterung trotz ben-u-ron® Zäpfchen.

> **Paracetamol-Vergiftungen**
>
> » ... gehören zu den häufigsten Medikamentenintoxikationen. Während im Kindesalter meist eine versehentliche Überdosierung vorliegt, besteht bei Jugendlichen und Erwachsenen meist ein suizidaler Hintergrund. Anfangs kommt es nur zu unspezifischen Symptomen wie Übelkeit und Erbrechen. Die typischen Zeichen einer Leberschädigung wie Gelbsucht, Blutungsneigung und Bewusstseinstrübung bis zum Koma treten dagegen erst mit mehrstündiger Verzögerung auf. Welche Paracetamol-Dosis lebensgefährlich ist, hängt vom Einzelfall ab. Bei gesunden Erwachsenen wird ab 150 mg/kg Körpergewicht eine Krankenhauseinweisung empfohlen. Denn Dosen über 10 g führen unbehandelt meist zu tödlichen Leberzellnekrosen. Für Leberkranke, Alkoholiker oder Schwangere können schon Mengen von 6 g problematisch sein. Rechtzeitig erkannt, kann eine Paracetamol-Vergiftung mit dem SH-Gruppen-Donator Acetylcystein als Antidot behandelt werden. Sinnvoll kann auch die hochdosierte Gabe von Medizinischer Kohle sein, um die weitere Paracetamol-Resorption aus dem Magen-Darm-Trakt zu verringern.

Das Wichtigste in Kürze
- *Individuelle Paracetamol-Dosierung auf Richtigkeit überprüfen:*
  Einzeldosis 10-15 mg/kg, Tagesdosis bis maximal 60 mg/kg
- *Verwirrung durch Beipackzettel mit alter und neuer Dosierrichtlinie aufklären*
- *Überdosierungsgefahr mit lebensbedrohlicher Leberschädigung ernst nehmen*
- *Vorsicht bei gleichzeitiger Gabe mehrerer Paracetamol-haltiger Arzneimittel!*
- *Zäpfchen nach Stuhlgang tief in After einführen, vorher kurz anwärmen*
- *Mit stumpfem Ende voran bleibt das Zäpfchen oft besser an Ort und Stelle*
- *Weißer Hartfett-Zäpfchen-Überzug ist bedeutungslos*
- *Fieber ist an sich nützlich, daher erst bei höheren Temperaturen senken*
- *Für genug Flüssigkeitsausgleich sorgen*
- *Bei Warnsignalen Arzt aufsuchen.*

1.2 Zahnschmerzen

Antibiotika, Schmerzmittel, Mundspüllösungen – das Verordnungsspektrum eines Zahnarztes ist meist recht überschaubar. Der Vorteil dabei für Sie als PTA: Diese Rezepte kann man gut in den Griff bekommen, sprich die wichtigsten Abgabehinweise dazu im Kopf haben. Da erfahrungsgemäß so mancher Patient, der die Zahnarztpraxis mit einem Rezept verlässt, keine Einnahmeanweisung dazu erhalten hat, kommt es in diesen Fällen besonders auf Ihre Beratung in der Apotheke an.

Zahnschmerzen

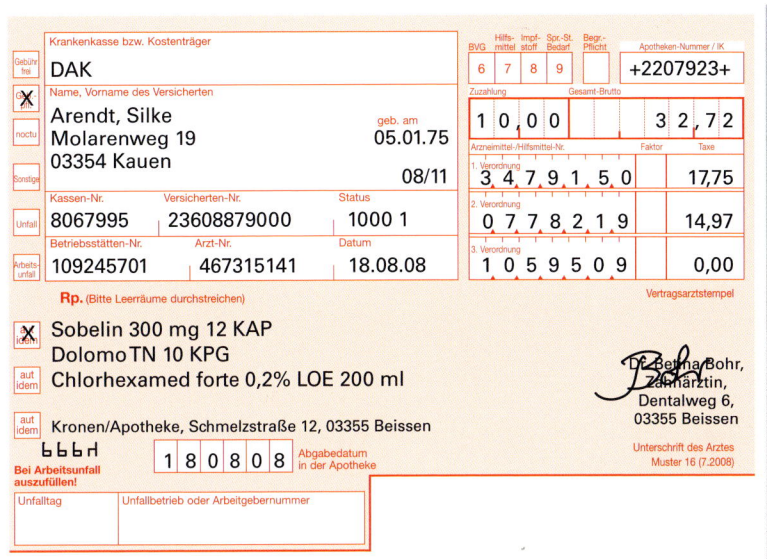

Wer vom Zahnarzt mit einem Rezept zu Ihnen in die Apotheke kommt, ist zwar in der Regel nicht schwer krank, hat jedoch oft eine schmerzhafte Prozedur hinter sich. Mit dicker Backe und Zahnschmerzen fällt es vielen dann noch schwerer, den „Mund aufzumachen" und von sich aus Fragen zu stellen. Gehen Sie daher einfühlsam auf diese Patienten zu und versuchen Sie mit wenigen, gezielten Fragen abzuchecken, ob der Patient über seine Medikation aufgeklärt wurde. Hierzu sind ausnahmsweise auch so genannte geschlossene Fragen hilfreich, die der Patient mit einem kurzen Ja/Nein oder Kopfnicken/Kopfschütteln beantworten kann.

Fachwissen – kurz aufgefrischt

Zum vorliegenden Rezeptbeispiel: Sobelin® enthält mit Clindamycin den einzigen praxisrelevanten Vertreter der Lincosamid-Antibiotika. Clindamycin blockiert ähnlich wie Erythromycin die bakterielle Proteinsynthese und hemmt damit die Bakterienvermehrung. Wegen seines Erregerspektrums und weil es besonders gut ins Knochengewebe eindringt, wird es häufig von Zahnärzten nach Kieferoperationen eingesetzt. Damit soll einer Infektion mit der Gefahr, dass Bakterien ins Blut übertreten, begegnet werden.

1 Schmerzen

Das Schmerzmittel-Kombipräparat Dolomo® TN enthält in den weißen Tabletten für den Tag neben Paracetamol und ASS noch Coffein als Wirkungsverstärker. In den blauen Tabletten ist statt Coffein Codein enthalten. Codein (Methylmorphin) wird in der Leber zu ca. 10 % in Morphin umgewandelt, das größtenteils für den schmerzlindernden Effekt verantwortlich ist. Weil die dazu notwendige Enzymausstattung 5 % der Mitteleuropäer fehlt, hilft Codein allerdings nicht jedem Schmerzgeplagten.

Chlorhexidin in Chlorhexamed® forte 0,2 % ist ein Antiseptikum, das lange auf Zähnen und Mundschleimhaut haftet, ohne in den Körper einzudringen. Es soll die Keimzahl in der Mundhöhle sowie die Plaquebildung hemmen und damit den Heilungsprozess nach einer Zahnoperation unterstützen. Als Digluconat ist Chlorhexidin gut wasserlöslich. Seine antibakterielle Wirkung kann jedoch durch anionische Verbindungen (z.B. in Zahnpasta) herabgesetzt werden.

So ins Gespräch einsteigen

Frau Silke Arendt* kommt geradewegs vom Zahnarzt – ihre geschwollene Wange ist unübersehbar – und hat wortlos ein Rezept auf den HV-Tisch gelegt. Nachdem Sie die drei Präparate zusammengestellt haben, beginnen Sie das Gespräch: „Bestimmt haben Sie einen unangenehmen Zahnarzttermin hinter sich. Ist Ihnen die Einnahme der drei Präparate schon erklärt worden?" Wenn Frau Arendt mit dem Kopf schüttelt, können Sie fortfahren: „Dieses Antibiotikum sollten Sie unbedingt regelmäßig einnehmen, denn es verhindert eine Infektion und beschleunigt damit den Heilungsprozess". Wenn der Zahnarzt nichts anderes vorgesehen hat, muss Frau Arendt 4-mal täglich eine Kapsel davon schlucken. „Nehmen Sie möglichst alle 6 Stunden eine Kapsel mit viel Wasser ein – und zwar so lange, bis die Packung aufgebraucht ist." Dieser Zusatz ist wichtig, denn selbst wenn die Beschwerden vorher nachlassen, darf das Antibiotikum keinesfalls vorzeitig abgesetzt werden.

Clindamycin kann wie viele andere Antibiotika die Wirkung hormonaler Kontrazeptiva abschwächen. Daher darf bei der Abgabe an jüngere Kundinnen der Hinweis nicht fehlen: „Falls Sie die Pille nehmen, sollten Sie während der Sobelin®-Behandlung sicherheitshalber zusätzliche empfängnisverhütende Maßnahmen anwenden."

Zahnschmerzen

Wann weiß, wann blau?

Damit sich die Kundin nicht wundert, weshalb Dolomo® TN verschiedenfarbige Tabletten enthält, erklären Sie ihr: „Die weißen Schmerztabletten sind für tagsüber gedacht. Bei Bedarf können Sie davon bis zu 3-mal täglich 1 bis 2 einnehmen – wegen des enthaltenen Coffeins jedoch nur bis zum späten Nachmittag. Für abends oder nachts sind die blauen Tabletten gedacht." Wenn Frau Arendt das Schlucken noch schwer fällt, kann sie die Tabletten auch in Wasser zerfallen lassen. Machen Sie ihr jedoch auf jeden Fall klar, dass die Codein-haltigen Tabletten auch bei bestimmungsgemäßem Gebrauch (bis maximal 3 Tabletten pro Nacht) das Reaktionsvermögen so stark vermindern können, dass Autofahren nicht mehr zu verantworten ist. Und noch etwas: Das angeblich gegen Zahnschmerzen so wirksame Schnäpschen ist während der Codeineinnahme völlig tabu.

Mundspülen will erklärt sein

Chlorhexamed® forte 0,2 % ist eine einsatzfertige Mundspüllösung, die unverdünnt verwendet wird. Frau Arendt sollte – sofern Ihre Zahnärztin nichts anderes vorgesehen hat – 2-mal täglich mit einer Verschlusskappe voll davon den Mund ca. ½ bis 1 Minute lang spülen. Danach wird die Lösung ausgespuckt, ohne mit Wasser nachzuspülen! Schließlich soll das Chlorhexidin ja im Mund nachwirken. Bereiten Sie Frau Arndt sicherheitshalber darauf vor, dass die Lösung ein leichtes, jedoch harmloses Brennen verursachen kann. Was die Kundin vermutlich auch noch nicht weiß: „Zahnpasten können die Wirkung der Mundspüllösung herabsetzen. Daher sollten Sie sich die Zähne niemals nach, sondern stets vor dem Mundspülen putzen und die Zahnpasta gut ausspülen." Oder Sie empfehlen Ihr gleich eine Zahnpasta ohne störende anionische Tenside (z.B. Parodontax®, Weleda Sole-Zahncreme) „... mit dieser Zahncreme brauchen Sie darauf nicht zu achten, denn sie stört die Wirkung Ihrer Mundspüllösung nicht."

Und auch das gehört zur Rezepterläuterung: „Obwohl die Zahnärztin Chlorhexamed® verordnet hat und das Präparat den Heilungsprozess beschleunigt, erstatten die gesetzlichen Krankenkassen die Kosten dafür leider nicht mehr."

1 Schmerzen

> **Das Wichtigste in Kürze**
> » Das Antibiotikum regelmäßig, möglichst im 6-stündigen Abstand einnehmen, keinesfalls vorzeitig absetzen
> » Frauen auf mögliche Wirkabschwächung der „Pille" durch das Antibiotikum aufmerksam machen
> » Die korrekte Einnahme der weißen Dolomo® TN Tabletten tagsüber und der blauen abends/nachts erklären
> » Codein kann die Reaktionsfähigkeit herabsetzen, absoluter Alkoholverzicht notwendig
> » Mundspüllösung unverdünnt anwenden, ohne Nachspülen ausspucken
> » Zahnpasta mit anionischen Tensiden stets vor, niemals nach der Mundspülung anwenden.

1.3 Migränekopfschmerzen

Bestimmt fallen Ihnen beim Stichwort „Migräne" auch gleich ein paar Patienten ein, die regelmäßig von diesen anfallsartigen, einseitigen, pochenden Kopfschmerzen geplagt werden. Beim vorliegenden Rezept handelt es sich um die Verordnung typischer Migränepräparate für die 50-jährige Frau Madeleine Wagner*. Sie hat von ihrem Hausarzt das moderne Migränemittel Maxalt® lingua sowie MCP-Tropfen verordnet bekommen. Was gibt es dazu für die Patientin Wissenswertes zu sagen?

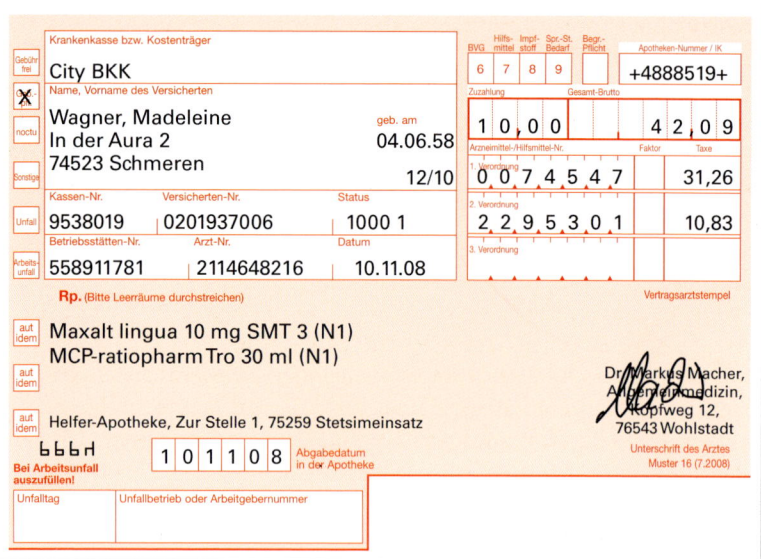

Migränekopfschmerzen 1

| Modernes Migränemittel

Bei einer Migräneattacke werden zahlreiche Botenstoffe und Schmerztransmitter ausgeschüttet. Sie bewirken, dass die Blutgefäße in den Hirnhäuten weitgestellt und angrenzende Nervenfasern gereizt werden. Eine Entzündungsreaktion kommt ins Rollen.

Rizatriptan, der Wirkstoff von Maxalt®, ist eines von sieben so genannten Triptanen. Diese Wirkstoffe gelten heute als die wirksamsten Migränemittel. Bei anderen Kopfschmerzarten (z.B. Spannungskopfschmerz) sind sie allerdings wirkungslos. Triptane eignen sich nur zur Akutbehandlung. Bei prophylaktischer Anwendung bringen sie dem Patienten also keinen Nutzen.

Rizatriptan erregt wie alle Triptane eine bestimmte Untergruppe von Serotonin-Rezeptoren (5-$HT_{1D/1B}$). In der Folge ziehen sich die im Migräneanfall erweiterten zerebralen Blutgefäße wieder zusammen. Die Freisetzung entzündungsfördernder Botenstoffe wird gedrosselt und die Schmerzweiterleitung gehemmt. Rizatriptan ist ein oral besonders rasch wirksames Triptan. Frau Wagner kann daher nach einer Tablette Maxalt® bereits innerhalb einer halben Stunde mit einer deutlichen Linderung ihrer Migränebeschwerden rechnen. Bei gleichzeitiger Nahrungsaufnahme verzögert sich die Wirkung allerdings etwas.

| Augen auf im HV!

Sollte Ihnen aus der Kundenbetreuung bekannt sein, dass Frau Wagner parallel auch an krankhaft verengten Blutgefäßen, z.B. im Rahmen einer koronaren Herzkrankheit oder von peripheren Durchblutungsstörungen, leidet oder sogar schon mal einen Herzinfarkt oder Schlaganfall hatte, sollten Sie unbedingt den verschreibenden Arzt informieren. Schließlich sind Triptane in diesen Fällen kontraindiziert!

Vor allem bei Erstverschreibung sollten Sie Ihre Kundin darauf vorbereiten, dass Triptane manchmal Schwindel, Schläfrigkeit, Blutdruckschwankungen, Kribbeln, Druck- und Hitzegefühl in verschiedenen Körperregionen verursachen können. Löst Frau Wagner sehr häufig Triptan-Rezepte in Ihrer Apotheke ein – vielleicht sogar von verschiedenen Ärzten – ist folgender Hinweis notwendig: Bei zu häufiger Anwendung können Triptane die Migräneattackenfrequenz bis zum Dauerschmerz erhöhen. Experten vertreten daher die Faustregel: An maximal 10 Tagen pro Monat einnehmen. Außerdem dürfen verschiedene Triptane nicht miteinander kombiniert werden.

Praktische Einnahmeempfehlungen

Maxalt® lingua erleichtert in Form von Schmelztabletten Frau Wagner die praktische Einnahme, auch unterwegs. Denn sie kann diese Tabletten überall, diskret und ohne Wasser einnehmen. Das ermöglicht nicht nur eine umgehende Behandlung ohne Zeitverzögerung, sondern verschont die Migräne-Patientin auch vor dem oft durch Flüssigkeitszufuhr ausgelösten Erbrechen. Die Schmelztabletten sind in einem Blister plus Aluminiumhülle verpackt. Sie sollten der Kundin erklären, dass sie die Blisterverpackung erst unmittelbar vor der Tabletteneinnahme aus der äußeren Umhüllung nehmen darf. Der Blister wird mit trockenen Händen auseinander gezogen und die Schmelztablette auf die Zunge gelegt, wo sie sich auflöst und mit dem Speichel hinuntergeschluckt werden kann.

Kommen die Migränebeschwerden, nachdem die erste Tablette gewirkt hat, nochmal zurück („headache recurrence", bei ca. jedem dritten Patienten), darf Frau Wagner – mit einem Abstand von mindestens 2 Stunden – eine weitere Tablette einnehmen. Innerhalb von 24 Stunden sollten jedoch nicht mehr als zwei Einzeldosen Rizatriptan geschluckt werden.

Übrigens: Triptane wirken zwar am besten zu Beginn einer Migräneattacke. Sie können aber auch noch später eingenommen werden.

Nützliche Zusatzmedikation

Im Migräneanfall ist die Magenaktivität stark vermindert. Deshalb können oral eingenommene Migränemedikamente oft nicht richtig oder nur verzögert wirken. Da Metoclopramid (MCP) als Dopamin-Rezeptoren-Blocker die Magenentleerung und Dünndarmpassage beschleunigt, unterstützt es damit die Wirkung des eigentlichen Migränepräparats. Zudem werden migränebedingte Übelkeit und Brechreiz vermindert. Erinnern Sie Frau Wagner daran, dass sie die MCP-Tropfen möglichst immer 15 bis 30 Minuten vor dem Triptan einnimmt.

Nicht jeder Migräne-Patient weiß, ...

.... dass Stress, Alkoholkonsum, Coffeinentzug, ein unregelmäßiger Schlaf-Wach-Rhythmus, bestimmte sensorische Reize (Sonnenlicht, Lärm, Gerüche) und manche Nahrungsmittel (z.B. Käse) Migräne auslösen können und daher gemieden werden sollen. Empfehlen Sie daher im akuten

Migräneanfall zusätzlich zu den Medikamenten Ruhe, gedämpfte Beleuchtung und ein Coolpack auf die Stirn. Während körperliche Aktivität akute Migränebeschwerden verschlimmert, hat regelmäßige Bewegung wie z.B. Rad fahren, Schwimmen oder Joggen einen migräneprophylaktischen Effekt.

Berichtet Frau Wagner auf Ihre Nachfrage, dass ihr Maxalt® zum wiederholten Mal nicht ausreichend geholfen hat, sollten Sie sie wieder zum Arzt schicken. Denn dann muss möglicherweise auf ein anderes Triptan umgestiegen, zusätzlich eine medikamentöse Anfallsprophylaxe (z.B. mit einem Betablocker) durchgeführt oder die Diagnose überprüft werden. Schließlich wäre Frau Wagner nicht die erste Patientin, deren „Migräne" sich bei genauerer Diagnose als etwas ganz anderes entpuppt!

> **Das Wichtigste in Kürze**
> » *Triptane wirken nur im Akutfall; nicht prophylaktisch*
> » *Bei Blutgefäßverengung (koronarer Herzkrankheit, Schlaganfall etc.) sind Triptane kontraindiziert*
> » *Auf Mehrfachverordnung durch verschiedene Ärzte achten*
> » *Maxalt® lingua Schmelztabletten können ohne Wasser eingenommen werden*
> » *Den Blister erst kurz vorher mit trockenen Händen öffnen*
> » *Wirkungseintritt innerhalb 1 Stunde, zweite Tablette frühestens nach 2 Stunden einnehmen, maximal 2 Tabletten in 24 Stunden*
> » *Metoclopramid stets vor dem Triptan einnehmen*
> » *Typische Migräne-Auslöser (Schlafmangel, Sonnenlicht etc.) meiden*
> » *Regelmäßige Bewegung wirkt migränevorbeugend.*

1.4 Starke Schmerzen

Oh Schreck – ein BtM-Rezept! Kann man bei einer opioidpflichtigen Erkrankung in der Apotheke beratungstechnisch überhaupt etwas beitragen? Und ob! Gerade Schmerzpatienten, die erstmals ein starkes Analgetikum erhalten, sind oft sehr verunsichert und haben großen Aufklärungsbedarf. Wichtig ist dabei auch, mit hartnäckigen Vorurteilen über Morphin & Co. aufzuräumen. Außerdem kann man den Patienten mit praktischen Hinweisen zu einem sicheren Umgang mit diesen Medikamenten verhelfen und ihnen damit die Bewältigung ihres Schmerzalltags erleichtern.

1 Schmerzen

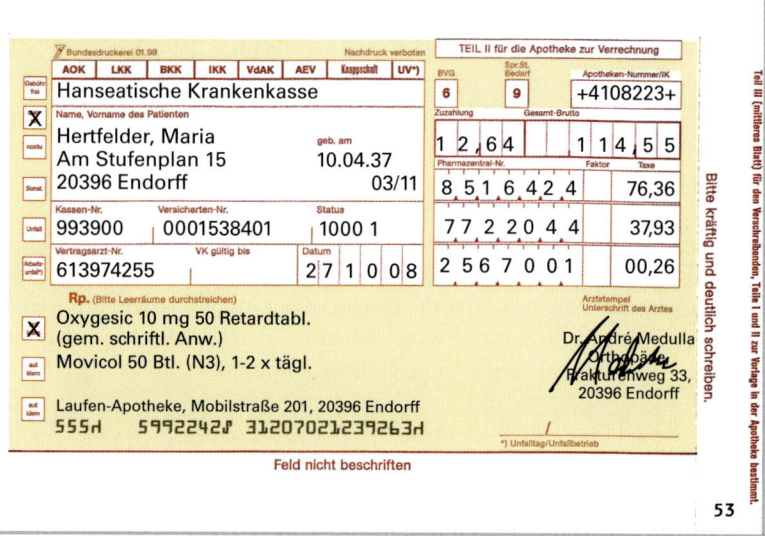

Nicht jeder Patient, der ein Opioid auf BtM-Rezept erhält, ist automatisch ein Krebspatient im Finalstadium. Vielmehr werden starke Analgetika seit einigen Jahren zunehmend auch gegen starke nicht tumorbedingte chronische Schmerzen wie z.B. bei Arthrose, Neuralgien oder Osteoporose eingesetzt. Aus welchem Grund Frau Maria Hertfelder* aus unserem aktuellen Rezeptbeispiel das starke Opioid Oxygesic® von ihrem Orthopäden verschrieben bekommen hat, ist für Sie in der Apotheke zunächst nicht ersichtlich, und vielleicht möchte es die Kundin auch für sich behalten. Das sollte Sie jedoch keinesfalls daran hindern, ihr praxisrelevante Informationen über die verordneten Medikamente anzubieten.

| Hintergrundwissen aufgefrischt

Im Gegensatz zu den akuten haben chronische Schmerzen keinen physiologischen Sinn. Sie stellen vielmehr ein abgekoppeltes, behandlungsbedürftiges Krankheitsbild dar. Zur Schmerzbehandlung wurde von der WHO ein Stufenschema entwickelt: Auf Stufe 1 stehen die Nichtopioid-Analgetika (z.B. Ibuprofen, Diclofenac), die nächste Stufe umfasst schwache Opioide (z.B. Tilidin, Tramadol) und Stufe 3 bilden stark wirkende Opioide (z.B. Morphin, Oxycodon). Dieses Stufenschema zielte ursprünglich auf Tumorschmerzen ab, wird heute jedoch immer mehr auch bei anderen starken Schmerzzuständen angewendet.

Starke Schmerzen

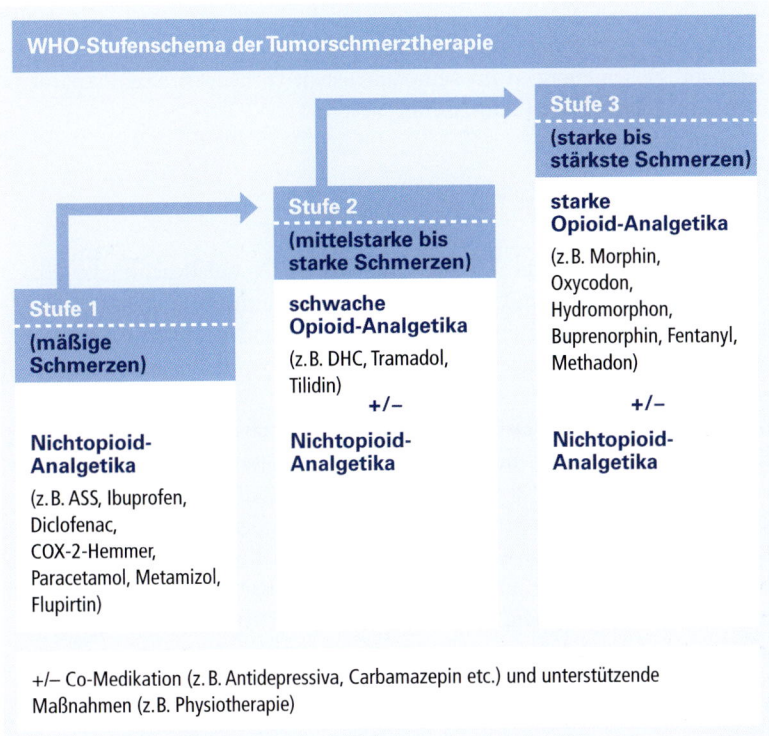

Abb. 1.2: WHO-Stufenschema der Tumorschmerztherapie

Opioid-Analgetika sind Verwandte des Morphins. Sie wirken durch Bindung an spezifische Opioid-Rezeptoren sowohl im zentralen Nervensystem als auch an peripheren Organen. Dort ahmen sie die Wirkung der körpereigenen Endorphine im schmerzhemmenden System nach.

Das Opioid Oxycodon ist doppelt so stark analgetisch wirksam wie Morphin. Seine Wirkung ist bei Dosissteigerung praktisch nicht begrenzt (kein „Ceiling-Effekt"). Das retardierte Oxycodon-Präparat Oxygesic® beginnt nach ca. 1 Stunde zu wirken, die Wirkdauer beträgt rund 12 Stunden.

Da über 90 % der Opioid-Anwender dauerhaft unter opioidbedingter Obstipation leiden, wird ein Laxans oft auf dem BtM-Rezept gleich mit verordnet. Dies macht dessen Einsatzgrund für die Krankenkasse sofort ersichtlich und schützt vor Regressen.

Movicol® enthält Macrogol (Polyethylenglykol), ein osmotisch wirksames Laxans, das unverändert ausgeschieden wird. Ein Elektrolytzusatz im Präparat soll Verschiebungen im Mineralhaushalt vorbeugen. Das Präparat ist auch zur längerfristigen Anwendung geeignet.

Eine „Muss-Frage"

Die wichtigste Frage an Kunden mit einem Opioid-Rezept: „Ist Ihnen erklärt worden, wann und wie oft Sie das Medikament einnehmen sollen?" Starke Opioide dürfen keinesfalls nach Bedarf, sondern müssen regelmäßig nach einem ärztlich festgelegten Einnahmeplan zu definierten Tageszeiten eingenommen werden. Erklären Sie der Kundin: „Damit sich Ihre Schmerzen nicht im Körper festsetzen („Schmerzgedächtnis"), ist eine kontinuierliche Schmerzlinderung notwendig. Diese Tabletten wirken mindestens 12 Stunden lang. Bevor sich der Schmerz erneut aufbauen kann, sollte also die nächste Tablette – stets unzerteilt – eingenommen werden." Bereiten Sie Therapieneulinge darauf vor, dass die Retardtablette mit dem Stuhl wieder zum Vorschein kommt. Der Wirkstoff wurde aber dennoch vom Körper vollständig aufgenommen.

Nebenwirkungen nicht verschweigen

Frau Hertfelder äußert Bedenken: „Verursacht so ein starkes Mittel nicht auch starke Nebenwirkungen?" Auf diesen Einwand sollten Sie vorbereitet sein, jedoch nichts verharmlosen: Übelkeit, Schwindel, Müdigkeit, Kopfschmerzen und Verstopfung sind opioidtypische Begleiteffekte, womit vor allem in den ersten Therapietagen gerechnet werden muss. „Diese Nebenwirkungen klingen jedoch mit zunehmender Therapiedauer gewöhnlich ab – lassen Sie sich in den ersten Tagen also nicht entmutigen!" Einzig die Verstopfung bleibt in der Regel ein dauerhaftes Problem. „Aus diesem Grund hat Ihnen der Arzt gleich ein verdauungsregulierendes Mittel aufgeschrieben", erklären Sie weiter. „Geben Sie 1- bis 2-mal täglich einen Beutel Movicol® in möglichst genau 125 ml Wasser und rühren Sie, bis die Lösung klar ist, anschließend trinken Sie das Glas aus."

„Das macht doch süchtig!"

Nach wie vor ist die Angst verbreitet, morphinartige Arzneimittel würden einen Schmerzpatienten zeitlebens süchtig machen. Diesem Vorurteil soll-

Starke Schmerzen

ten Sie im Kundengespräch seriös und fachlich fundiert entgegentreten: Natürlich kann Morphin, wenn es ohne Schmerzsituation mit dem Ziel, euphorische Zustände herbeizuführen, missbraucht wird, süchtig machen. Bei gleichmäßiger Einnahme von Opioiden in Retardform gegen Schmerzen ist die Suchtgefahr dagegen praktisch gleich Null. Allerdings kann eine körperliche Abhängigkeit entstehen, da sich der Organismus in gewisser Weise an die Zufuhr des Medikaments gewöhnt. Daher muss die Patientin wissen, dass abruptes Absetzen Beschwerden verursachen kann. Doch deshalb braucht Frau Hertfelder ihr Oxygesic®, wenn sie es aus medizinischer Sicht nicht mehr benötigt, keineswegs lebenslänglich weiterzuschlucken. Es muss lediglich schrittweise und unter ärztlicher Kontrolle ausgeschlichen werden.

Auch hier besteht Erklärungsbedarf

Eine noch aktive Autofahrerin wie Frau Hertfelder wird bestimmt auch Folgendes – sofern vom Arzt noch nicht angesprochen – interessieren: Autofahren ist mit der Einnahme eines starken Schmerzmittels nicht automatisch tabu. Opioide können in der Einstellungsphase oder bei Dosissteigerung die Reaktionsfähigkeit zwar beeinträchtigen, daher sollte auf Alkohol auch stets komplett verzichtet werden. Sie erklären weiter: „In stabilen Therapiephasen ist es jedoch nicht verboten, sich ans Steuer zu setzen – sofern der Arzt grünes Licht dafür gegeben hat."

Servicematerial anbieten

Für Ärzte ist es oft schwierig, die Schmerzintensität ihrer Patienten richtig einzuschätzen. Nicht zuletzt deshalb sind viele Betroffene analgetisch unterversorgt. Doch inzwischen wurde ein Messinstrument, die so genannte visuelle Schmerzskala, entwickelt. Diese reicht von 0 (schmerzfrei) bis 10 (stärkster Schmerz). In Kombination mit einem Schmerztagebuch kann der Patient damit Intensität, Dauer und Zeitpunkte seiner Beschwerden dokumentieren und so für den Arzt besser nachvollziehbar machen – eine wichtige Voraussetzung für jede effektive Schmerztherapie. Bieten Sie Frau Hertfelder zum Abschluss des Gesprächs diese Servicematerialien (z.B. bei Mundipharma kostenlos beziehbar) doch einfach mal an!

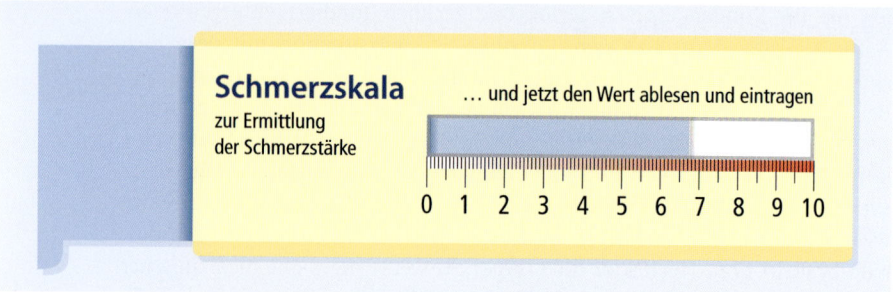

Abb. 1.3: Mit Hilfe einer einfachen Schmerzskala kann der Patient die Intensität seiner Beschwerden genauer angeben, so dass der Arzt den Erfolg einer Analgetika-Therapie besser beurteilen kann.

Das Wichtigste in Kürze

» Opioide müssen nach einem ärztlich vorgegebenen Plan regelmäßig eingenommen werden
» Oxygesic® Retardtabletten wirken 12 Stunden lang, die nächste Tablette einnehmen, bevor sich der Schmerz wieder aufbaut
» Die leere Retardtablette verlässt den Darm unverändert
» Nebenwirkungen lassen außer der Verstopfung mit der Zeit nach
» Movicol® Pulver löst sich in 125 ml Wasser klar auf
» Retardierte Opioide bei Schmerzen machen nicht süchtig
» Wegen möglicher körperlicher Abhängigkeit nicht abrupt absetzen
» Alkoholkonsum ist absolut tabu
» Autofahren ist nicht grundsätzlich verboten, dies entscheidet der Arzt.

2 Infektionskrankheiten

Viele Infektionskrankheiten, die in früheren Zeiten einem Todesurteil gleichkamen, haben heute glücklicherweise ihren Schrecken weitgehend verloren. Dies haben wir in erster Linie den Antibiotika, Antimykotika und Impfstoffen zu verdanken. Damit diese hochwirksamen Arzneimittel auch richtig anschlagen, ist ihre sachgerechte Anwendung die Voraussetzung. Doch genau daran hapert es in der Praxis häufig. Zu viele Patienten sind nicht ausreichend über ihre verschriebenen Medikamente informiert und machen daher oft vermeidbare Fehler. In der Apotheke kommt Ihnen deshalb bei der Rezeptbelieferung eine wichtige Rolle zu – auch wenn zuvor ein Patienten-Arzt-Gespräch stattgefunden hat. Wie Sie im konkreten Fall ganz entscheidend und mit oft nur geringem Aufwand zum Therapieerfolg beitragen können, wollen wir Ihnen anhand einiger typischer Rezeptbeispiele aus dem Apothekenalltag erläutern.

2.1 Mittelohrentzündung

Sie gehören in der Apotheke zum Standardprogramm: Verordnungen gegen akute Mittelohrentzündung bei Kindern. Natürlich ist es Sache des Arztes zu entscheiden, ob ein Antibiotikum angezeigt ist und wann weitere Arzneimittel eingesetzt werden sollen. Doch viele Eltern denken erst in der Apotheke an die Frage: „Wie, wann und wie oft die verschriebenen Arzneimittel verabreichen?" – womit nun Sie im HV an der Reihe sind. Denn wie in unserem Rezeptbeispiel gezeigt wird, gibt es gerade bei der Abgabe von Antibiotika-Säften einiges zu erklären. Außerdem kann man den Eltern rezeptbegleitende Ratschläge geben, wie sie ihrem kleinen Patienten bei Ohrenschmerzen zusätzlich helfen können.

Die akute Mittelohrentzündung (Otitis media) ist eine der häufigsten Erkrankungen bei Kleinkindern. Der Grund liegt in den anatomischen Gegebenheiten: Ihre Ohrtrompete (Eustachische Röhre) ist noch recht kurz und weit gestellt. Die Erreger (60 % Bakterien, 40 % Viren) haben es daher leicht, vom Nasenrachenraum über die Ohrtrompete ins Mittelohr vorzudringen. Häufig tritt eine Otitis media im Zusammenhang mit einem Atemwegsinfekt auf. Etwa 40 % aller Kinder haben bis zu ihrem 10. Lebensjahr mindesten eine akute Otitis media durchgemacht.

2 Infektionskrankheiten

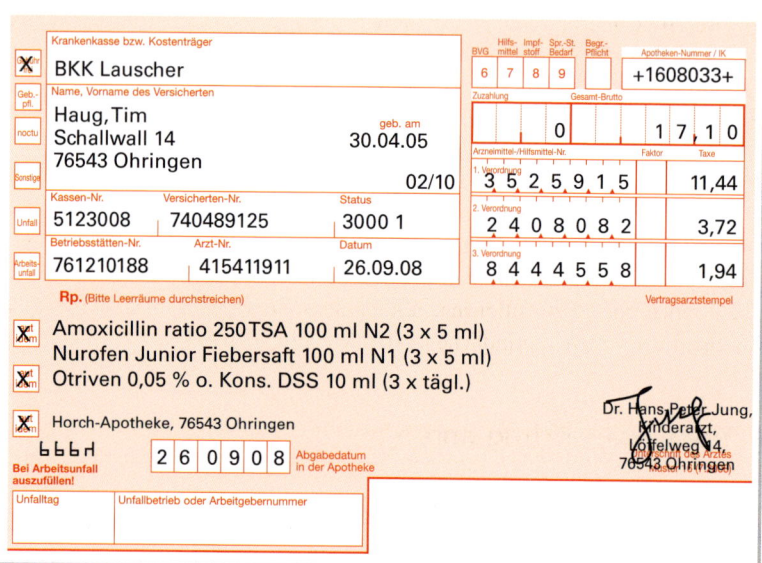

Hierzu zählt nun auch Tim Haug* (3 Jahre, 14 kg), dessen Mutter mit einem Rezept vom Kinderarzt für einen Amoxicillin-Saft, Nurofen® und Otriven® zu Ihnen in die Apotheke kommt.

Typische Otitis-media-Symptome

» Kennzeichnend für eine akute Otitis media sind plötzlich einsetzende stechende Ohrenschmerzen mit Druckgefühl, Fieber, Hörminderung, Schwindel, Appetitlosigkeit und einem allgemeinen Krankheitsgefühl. Im weiteren Verlauf reißt manchmal infolge des steigenden Drucks das Trommelfell ein, was sich in plötzlicher Schmerzlinderung und eitrigem Ohrausfluss bemerkbar macht. Eine akute Mittelohrentzündung kann zwar extrem schmerzhaft und belastend sein, heilt jedoch normalerweise folgenlos ab. Manche Ärzte führen sicherheitshalber nach einigen Wochen eine Ohrinspektion einschließlich Hörtest durch. Gefürchtete Komplikationen wie ein Übergreifen der Infektion auf Hirnhäute, Gesichtsnerven oder knöcherne Ohrstrukturen sind glücklicherweise selten.

Wenn Antibiotikum, dann richtig

Über die Notwendigkeit einer Antibiotikagabe bei unkomplizierter Otitis media wird in der Fachwelt kontrovers diskutiert. Doch wenn ein Antibiotikum eingesetzt wird, soll die Einnahme unbedingt über den vorgeschriebenen Zeitraum durchgezogen werden. Dieser beträgt für Amoxicillin bei Otitis media normalerweise 5 bis 7 Tage. Klären Sie daher Frau Haug bei der Rezeptbelieferung auf: „Vermutlich geht es Ihrem Sohn mit diesen Medikamenten schon nach 2 bis 3 Tagen besser. Geben Sie ihm das Antibiotikum aber in jedem Fall 3 Tage weiter, damit sich die Bakterien nicht erneut vermehren oder gegen das Mittel resistent werden!"

Die Tagesdosis von Amoxicillin, einem Aminopenicillin mit breitem Wirkspektrum, richtet sich nach dem Körpergewicht und wird verteilt auf drei Gaben in möglichst gleich großen Zeitintervallen verabreicht. Hat der Arzt nichts anderes festgelegt, soll der Flascheninhalt ganz verbraucht werden. Amoxicillin-Präparate können ohne Resorptionsnachteil zum Essen eingenommen werden, was vor allem bei magenempfindlichen Personen sinnvoll ist.

Trockensaft richtig anrühren

Da nicht jede junge Mutter Erfahrung im Umgang mit einem Antibiotikum-Trockensaft hat, erklären Sie Frau Haug: „In dieser Flasche befindet sich ein Antibiotkum-Pulver, das erst noch angerührt werden muss". Erfahrungsgemäß sind gerade Therapieneulinge oft dankbar dafür, wenn man Ihnen diese Prozedur abnimmt und den Saft in der Apotheke gleich einsatzfertig anrührt. Anderenfalls lautet Ihr Abgabehinweis: „Zunächst das Fläschchen mit kaltem Leitungswasser bis zur Markierungslinie auffüllen, dann durchschütteln, bis das gesamte Pulver aufgeschlämmt ist." Oft gelingt dies übrigens einfacher durch portionsweises Wassereinfüllen. „Nachdem sich der Schaum etwas abgesetzt hat, mit Wasser bis zur Markierung ergänzen – fertig!" Die Flasche muss im Kühlschrank bei 2 bis 8 °C gelagert und vor jeder Entnahme kurz geschüttelt werden. Zwar liegt dem Präparat Amoxicillin-ratiopharm®250 TS ein Messlöffel bei. Doch vielleicht ist Frau Haug froh, wenn Sie ihr eine Einmalspritze mitgeben, womit sie die 5 ml Saft ganz genau und schaumfrei abmessen kann.

Ein Analgetikum gehört dazu

Einen wichtigen Bestandteil einer Otitis-media-Therapie stellt ein gut wirksames Schmerzmittel wie z.B. Ibuprofen dar. Die Tagesdosis richtet sich auch hier nach dem Körpergewicht und beträgt für Tim 300 mg, was 3-mal 5 ml Nurofen® Junior Fiebersaft entspricht. Die 5 ml können genau und komfortabel mit dem beiliegenden Spritzenzylinder abgemessen und auch während einer Mahlzeit gegeben werden. Im Gegensatz zum Antibiotikum kann der Ibuprofen-Saft, sobald sich Tims Symptome gebessert haben, reduziert oder abgesetzt werden.

Nasenspray hilft den Ohren

Während Ohrentropfen bei Otitis media wenig Nutzen bringen, gelten abschwellende Nasenpräparate mit einem α-Sympathomimetikum wie z.B. Xylometazolin in Otriven® gegen Schnupfen 0,05 % Dosierspray als nützliche begleitende Maßnahme. Die Präparate lassen die Mündung der Eustachischen Röhre abschwellen, was den Abfluss von Mittelohrsekret erleichtert und den schmerzhaften Druck vom Ohr nimmt. Weisen Sie Frau Haug sicherheitshalber darauf hin, dass das Spray in die Nase – vorzugsweise ins Nasenloch auf der Seite des erkrankten Ohrs – und nicht, wie oft fälschlich angenommen, ins Ohr eingebracht werden muss! Auch bei diesem Einsatzgebiet des nasalen Abschwellers sollte man an die begrenzte Anwendungsdauer von 5 bis 7 Tagen erinnern.

„Was kann ich sonst noch für mein Kind tun?"

Diese Frage stellen Ihnen in der Apotheke leider die wenigsten Eltern von sich aus – also sollten Sie aktiv werden, z.B. mit der Empfehlung eines alten, bewährten Hausmittels bei Ohrenschmerzen: des guten alten Zwiebelsäckchens. Hierzu braucht Frau Haug nur frisch gehackte Zwiebelstückchen in Mull einzuwickeln, über heißem Wasserdampf zu erwärmen und dann für ca. eine Stunde auf Tims schmerzendes Ohr zu legen. Aber auch OTC-Präparate können bei Mittelohrentzündung zusätzliche Linderung bringen. Hierfür haben sich z.B. Schleimlöser mit NAC oder Ambroxol sowie pflanzliche Präparate (z.B. Sinupret®) bewährt. Mit dem homöopathischen Komplexpräparat Otovowen® kann der Heilungsverlauf ebenfalls unterstützt und Rückfällen vorgebeugt werden.

Alarmsymptome ernst nehmen

Auch wenn die allermeisten Mittelohrentzündungen bei Kindern nach wenigen Tagen wieder vergessen sind, sollte Frau Haug wissen, wann Sie mit Tim erneut zum Arzt gehen sollte: Wenn sich die Beschwerden trotz der Medikamente innerhalb von 2 bis 3 Tagen nicht bessern, das Fieber über 39 °C steigt oder zusätzliche Symptome wie z.B. Erbrechen oder Nackensteifigkeit auftreten.

> **Das Wichtigste in Kürze**
> » *Verordnetes Antibiotikum nicht vorzeitig absetzen*
> » *Antibiotika-Trockensaft mit kaltem Leitungswasser anrühren und im Kühlschrank aufbewahren*
> » *Saft vor jeder Entnahme aufschütteln*
> » *Bei geringen ml-Mengen Einmalspritze als Dosierhilfe anbieten*
> » *Schmerzmittel sind wichtiger Bestandteil der Therapie, sie dürfen bedarfsgerecht reduziert werden*
> » *Abschwellende Präparate in die Nase (nicht in die Ohren) einbringen.*

2.2 Windpocken

Bei der Vorlage eines Rezepts können Sie als versierte PTA manchmal schon anhand der Präparatekombination auf die dahinter stehende Erkrankung schließen. Klassisches Beispiel: eine Verordnung für kleine Windpocken-Patienten. In diesem Fall kann man im HV nicht nur nützliche Begleithinweise zu den abgegebenen Medikamenten liefern, sondern gleichzeitig auch über den richtigen Umgang mit der Erkrankung informieren. Wie das in der Praxis aussehen könnte, zeigt diese Rezeptbesprechung.

Ihr Name ist bezeichnend: Windpocken (Varizellen) verbreiten sich per Tröpfcheninfektion so leicht und rasch wie der Wind. Doch auch eine Schmierinfektion mit infektiösem Hautsekret ist möglich. Der Erreger, das Varicella-Zoster-Virus (VZV), ist weltweit verbreitet und sehr ansteckend. Man geht davon aus, dass der Kontakt mit einem Windpocken-Patienten in über 90 % eine Ansteckung zur Folge hat. Die meisten Erkrankungsfälle treten zwischen dem 2. und 6. Lebensjahr auf. Allerdings ist seit einiger Zeit eine Verlagerung ins spätere Kindesalter festzustellen. Dann verläuft die Krankheit in der Regel schwerer und ist häufiger mit Komplikationen verbunden.

> **Das zweite Gesicht des Virus**
> » Nachdem die Windpocken abgeheilt sind, verbleibt das Varicella-Zoster-Virus lebenslang im Körper. Es zieht sich in bestimmte Nervenknoten (Trigeminus- oder Spinalganglien) zurück, von wo aus es z.B. bei einer Abwehrschwäche wieder ausbrechen und entlang von Nervenbahnen an die Hautoberfläche vordringen kann. Bei dieser Infektion von innen heraus (endogenes Rezidiv) entstehen keine Windpocken, sondern die Gürtelrose (Herpes zoster, siehe Kap. 6.2). Diese äußert sich in lokal begrenzten, brennenden Bläschen, die oft wie ein Gürtel über die Haut verlaufen. Gürtelrose ist häufig von intensiven, brennenden Nervenschmerzen begleitet, die sehr langwierig sein können.

Infektionskrankheiten

Wenn's unerträglich juckt

Die kleine Leonie Sommer* (3 Jahre) hat's erwischt: Erst kam sie mit leichtem Fieber aus dem Kindergarten, am nächsten Tag entdeckte ihre Mutter rote Fleckchen und Pusteln auf ihrem Oberkörper. Für den konsultierten Kinderarzt besteht kein Zweifel: Leonie hat die Windpocken. Das Kind muss sich vor etwa zwei Wochen angesteckt haben, denn so lange beträgt etwa die Inkubationszeit. Typisch für Windpocken ist das Nebeneinander von roten Flecken, sekretgefüllten Bläschen und verkrusteten Papeln. Am meisten leiden die betroffenen Kinder unter dem hartnäckigen Juckreiz. Beim Kratzen besteht stets die Gefahr einer bakteriellen Besiedlung der Pusteln. Erklären Sie daher Frau Sommer: „Die verordneten Medikamente lindern den lästigen Juckreiz und verhindern damit, dass sich Leonie ihre Pusteln aufkratzt und dann Entzündungen oder später Narben entstehen."

Hätten Sie's noch gewusst?

Tannosynt® Lotio enthält mit dem Natriumsalz des sulfonierten Phenol-Methanal-Harnstoff-Polykondensats einen synthetischen Gerbstoff zur äußerlichen Anwendung. Dieser entfaltet eine adstringierende Wirkung, wodurch die Hautoberfläche abgedichtet wird. Auf diese Weise wirkt das

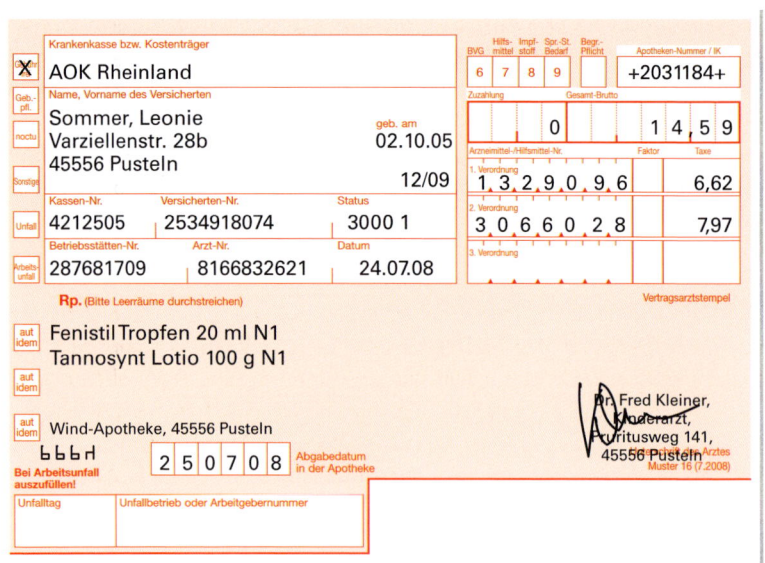

Präparat entzündungshemmend, antibakteriell und juckreizlindernd. Es kann auch auf nässende oder bereits infizierte Hautstellen aufgebracht werden. Untersuchungen haben gezeigt, dass der Wirkstoff praktisch nicht resorbiert wird. Das als Hilfsstoff enthaltene Zinkoxid wirkt zusätzlich austrocknend und hinterlässt einen Weißeleffekt. Tannosynt® Lotio ist gut verträglich und reizt allenfalls leicht die Haut.

Dimetinden in Fenistil® Tropfen ist ein H_1-Antihistaminikum, das die Rezeptoren und die Freisetzung des Histamins aus den Mastzellen hemmt. Bei oraler Einnahme wird die Substanz gut resorbiert. Sein sedierender Nebeneffekt, der im Hinblick auf die Nachtruhe von kleinen Windpocken-Patienten oft durchaus erwünscht ist, lässt nach mehrtägiger Anwendung nach. In Einzelfällen kann Dimetinden allerdings auch zu Erregungszuständen führen. Außerdem verursacht es gelegentlich leichte Magen-Darm-Störungen sowie Mundtrockenheit.

Falls es der Arzt noch nicht erklärt hat

Werden Sie im HV nicht müde, Ihre Kunden bei der Rezeptbelieferung zu fragen: „Hat der Arzt erklärt, wie und wie oft Sie die Medikamente einsetzen sollen?" Denn hier sind erfahrungsgemäß öfters Informationslöcher zu stopfen. Gerade weil es sich bei Fenistil® Tropfen und Tannosynt® Lotio für erfahrene PTA um eher unspektakuläre „Alltagsmedikamente" handelt, kann man den Kunden kurz und bündig die wichtigsten Anwendungshinweise dazu geben: „Tannosynt® ist eine juckreizlindernde Lotion, die Sie 2-mal täglich, bei Bedarf auch häufiger auf die juckenden Windpocken auftragen sollten – auch in Hautfalten." Vorsicht ist in Augennähe geboten, da das Präparat dort reizen kann. Vor jeder Entnahme muss die Flasche kurz geschüttelt werden. „Die Lotio hinterlässt einen weißlichen Film, den man erst vor der nächsten Anwendung abwäscht."

Hat der Arzt nichts anderes vorgegeben, erklären Sie Frau Sommer zu Fenistil®: „Diese Tropfen lindern Leonies Juckreiz zusätzlich von innen. Da das Präparat etwas müde macht, ist die Einnahme vor allem abends sinnvoll." Die Standarddosierung beträgt für Kinder zwischen 1 bis 8 Jahren je 10–15 Tropfen bis zu 3-mal täglich. Wenn die Windpocken bei Leonie spürbar abgeklungen sind, reicht möglicherweise die alleinige Anwendung der lokal aufzutragenden Lotio aus.

Für wen Windpocken gefährlich sind

Windpocken-Patienten sind ein bis zwei Tage, bevor die ersten Hauterscheinungen sichtbar werden, bis ca. 1 Woche, nachdem die letzte Windpocke aufgetreten ist, ansteckend. Sagen Sie daher der Mutter: „So lange sollten Sie Leonie von abwehrgeschwächten Personen und Schwangeren fern halten!" Der Grund: Bei Immunsupprimierten (z.B. nach Transplantation, bei Cortison-Hochdosistherapie) kann eine Varicella-Zoster-Infektion lebensbedrohliche Lungen-, Herzmuskel- oder Hirnentzündungen nach sich ziehen. Für Schwangere ohne Immunschutz ist das Virus sehr gefährlich, da es zu Missbildungen des Kindes führen kann. Ansonsten sind in einem normalen häuslichen Umfeld bei Windpocken jedoch keine besonderen Vorsichtsmaßnahmen notwendig.

Offiziell empfohlene Impfung

Zwar hat für Leonie eine Windpocken-Impfung nun keinen Sinn mehr. Doch andere Mütter mit ungeimpften Kindern, die diese Kinderkrankheit noch nicht durchgemacht haben, können Sie in der Apotheke über den aktuellen Stand der Impfempfehlungen informieren: Die Windpocken-Impfung ist vor einiger Zeit in den offiziellen Impfkalender aufgenommen worden. Sie erfolgt normalerweise zwischen dem 11. und 14. Lebensmonat, also zeitgleich mit der ersten Mumps-Masern-Röteln-Impfung.

> **Das Wichtigste in Kürze**
> » *Juckreizlindernde Lotio regelmäßig lokal auf die Windpocken auftragen, Flasche vor jeder Entnahme schütteln*
> » *Orales Antihistaminikum zur Juckreizlinderung vorzugsweise abends geben, über erwünschten sedierenden Effekt informieren*
> » *Ansteckungsgefahr besteht bis eine Woche nach der letzten Hautbläschenbildung*
> » *Kontakt des erkrankten Kindes mit Abwehrgeschwächten und Schwangeren vermeiden.*

2.3 FSME

Zugegeben, bei der Abgabe eines FSME-Impfstoffs gibt es keine Anwendungshinweise zu erläutern. Schließlich übernimmt die Applikation in diesem Fall ja der Arzt. Dennoch bleibt für Sie in der Apotheke mehr, als nur das Präparat aus dem Kühlschrank zu holen und über den HV-Tisch zu schieben. Denn in der Bevölkerung herrscht noch weitgehend Halb- wenn nicht gar Unwissen, was die von Zecken übertragenen Krankheiten und deren Prophylaxe angeht. Nutzen Sie daher die Vorlage eines Impfstoff-Rezepts, um ihre Kenntnisse an den Kunden weiterzugeben und bieten Sie ihm ein paar Tipps für die Zeckensaison an.

```
Für:
  Privat

  Reutter, Rainer              geb. 15.08.64
  Im Unterholz 12
  87654 Bad Zeckingen          20.02.08
                               Datum

Rp. (Bitte Leerräume durchstreichen)
                                          39,35
   Encepur Erwachsene 0,5 ml FER    2186227    39,35

                                        Dr. Axel Stecker,
                                  Facharzt für Allgemeinmedizin,
                                        Inzidenzplatz 1,
                                        87654 Bad Zeckingen

21.02.08    Süd-Apotheke, Im Flavi-Zentrum 3/1, 87654 Bad Zeckingen
```

Früher oder später kommen sie wieder: die Zecken. Generell hat sich die Zeckenproblematik in den letzten 10–15 Jahren deutlich verschärft – vermutlich wegen der Klimaerwärmung, die den Parasiten das Überwintern erleichtert. Im Rekordjahr 2006 wurden in Deutschland 546 Fälle von FSME (Frühsommer-Meningoenzephalitis) gemeldet. Obwohl die Impfbereitschaft etwas zugenommen hat, ist in den Risikogebieten bisher nicht mal jeder Fünfte geimpft. Sprechen Sie doch Ihre Kunden öfter mal auf dieses Thema an! Der beste Zeitpunkt für die FSME-Impfung ist übrigens nicht etwa der Frühsommer, sondern noch im Winter.

| Fachwissen aufgefrischt

Zecken übertragen in unseren Breiten hauptsächlich zwei Erkrankungen: FSME und Borreliose. Die FSME wird von einem Flavivirus verursacht, das beim Stich aus dem Zeckenspeichel in den menschlichen Körper gelangt.

Nach rund zwei Wochen kommt es zu Fieber mit grippeähnlichen Kopf- und Gliederschmerzen. Bei jedem dritten Patienten folgt ein schwerer Krankheitsschub mit Nackensteifigkeit, Hirnhaut- und Rückenmarkentzündung. Als Schäden können Koordinationsstörungen und Lähmungen zurückbleiben. In 1–2 % der Fälle endet die Infektion tödlich. Einmal ausgebrochen, ist die Krankheit nicht mehr heilbar, sondern kann nur noch symptomatisch behandelt werden. Den einzigen wirksamen Schutz vor FSME bietet somit die Impfung.

Die Borreliose wird durch das Bakterium *Borrelia burgdorferi*, das ebenfalls mit dem Speichel der Zecke übertragen wird, ausgelöst. Nach Tagen bis Wochen zeigt sich manchmal ein rotbläulicher Hof um die Einstichstelle, die so genannte Wanderröte. Später können Fieber, Schwäche, geschwollene Lymphknoten, Muskel- und Gelenkschmerzen hinzukommen. Ohne rechtzeitige Antibiotika-Therapie drohen chronische Gelenkentzündungen und neurologische Störungen („Lyme-Borreliose"). Da es keine Impfung gegen diese Krankheit gibt, besteht der einzige Borreliose-Schutz darin, Zecken umgehend zu entfernen.

| Offiziell empfohlene Impfung

Die Ständige Impfkommission am Robert Koch-Institut (STIKO) empfiehlt die FSME-Schutzimpfung für alle Personen, die sich dauernd oder vorübergehend in einem FSME-Risikogebiet aufhalten und dabei mit Zecken in Kontakt kommen können. Im Klartext bedeutet das: Nicht nur Forstarbeiter oder campierende Naturburschen, auch Stadtparkbesucher und Gartenbesitzer sind in entsprechenden Gebieten gefährdet.

Herr Reutter* aus unserem Rezeptbeispiel hat sich schon vor Frühlingsbeginn um seinen Impfschutz gekümmert. Schließlich lebt er in Süddeutschland, das inzwischen fast flächendeckend als FSME-Risikogebiet gilt. Sein Hausarzt hat ihm als Privatpatient eine Einzelverordnung über den FSME-Impfstoff Encepur® ausgestellt, die er nun bei Ihnen in der Apotheke einlöst. Doch weiß Herr Reutter, dass er sich trotz Impfung keinesfalls in völliger Sicherheit wiegen kann?

Zum Gesprächseinstieg ein Lob

„Prima, dass Sie sich so frühzeitig Ihren Impfstoff besorgen", loben Sie Herrn Reutter zum Gesprächseinstieg, „so sind Sie vor der Hirnhautentzündung, die Zecken übertragen, geschützt, bevor die Plagegeister im Unterholz wieder voll aktiv werden." Er antwortet: „Genau, und weil ich zum Joggen möglichst bald in den Wald möchte, brauche ich diesen Impfschutz jetzt ja wohl?" Sie bestätigen und ergänzen: „Fragen Sie doch mal Ihren Arzt, ob für Sie auch das neue Schnellimpfschema in Frage kommt. Damit hätten Sie bereits nach drei Wochen einen ausreichenden Impfschutz und könnten dann schon mit dem Waldlauf starten."

Standardimpfschema

» Tag 0; nach 1–3 Monaten; 9–12 Monate nach der 2. Impfung (Schutz nach 2 Wochen nach der 2. Impfung erreicht)
» 1. Auffrischung nach 3 Jahren
» Danach alle 5 Jahre, bei über 50-Jährigen alle 3 Jahre

Schnellimpfschema

» Tag 0; 7; 21 (Schutz nach 3 Wochen erreicht)
» 1. Auffrischung nach 12–18 Monaten
» Danach alle 5 Jahre, bei über 50-Jährigen alle 3 Jahre

Für eine Grundimmunisierung sind also in jedem Fall drei Impfungen notwendig. Untersuchungen bestätigen beiden Impfschemata eine gleich effektive Schutzwirkung.

Zecken trotz Impfschutz gefährlich

Das sollte jeder Impfling von Ihnen erfahren: „Dieser Impfstoff schützt zwar vor FSME, nicht jedoch vor der ebenfalls durch Zecken übertragbaren Borreliose, wofür es noch keinen Impfstoff gibt. Daher sollten Sie sich auch weiterhin vor Zecken in Acht nehmen." Räumen Sie an dieser Stelle mit einer veralteten Vorstellung auf: „Zecken lassen sich nicht von Bäumen herunterfallen, sie halten sich vorwiegend in hohem Gras, im Gebüsch oder auf Sträuchern bis zu ca. 1,50 m Höhe auf. Dort warten sie darauf, z.B. von vorbeijoggenden Beinen oder im Gras sitzenden Picknickern abgestreift zu werden." Relativ sicher kann man sich vor ihnen dagegen über 1000 m Meereshöhe oder bei Umgebungstemperaturen unter 8 °C fühlen.

Unerlässliche Selbstinspektion

Nach einem Aufenthalt im Grünen ist es also trotz FSME-Impfschutz notwendig, den Körper nach eventuellen Zecken abzusuchen. Bevorzugte Stellen sind dabei „feucht-warme Winkel" wie Kniekehlen, Achseln, Nacken, bei Kindern auch die Kopfregion. Während FSME-Viren gleich zu Anfang eines Zeckenstichs übertragen werden, dauert es bei Borreliose-Bakterien mindestens 12 Stunden. Diese Zeit gilt es fürs umgehende Entfernen zu nutzen. Hierzu erklären Sie Herrn Reutter: „Dazu aber bitte weder Klebstoff noch Öl verwenden, dadurch würde die Zecke zur Speichelabsonderung nur noch zusätzlich provoziert." Führen Sie Herrn Reutter daher gleich geeignete Hilfsmittel zur Zeckenentfernung vor: „Am besten greifen Sie die Zecke mit einer Pinzette, einer Zeckenzange oder -karte dicht über der Haut und ziehen sie durch leichtes Drehen nach links oder rechts heraus; dabei den Hinterleib nicht quetschen." Die Stichstelle wird anschließend desinfiziert und sollte die nächsten vier Wochen gut beobachtet werden!

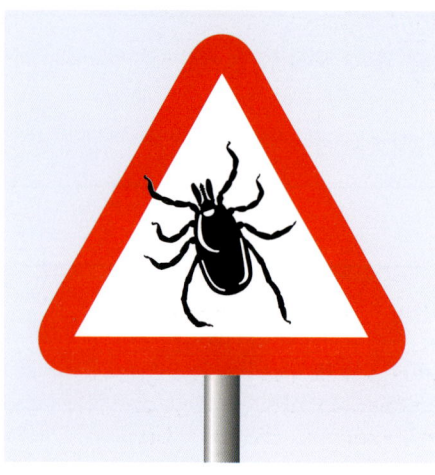

Abb. 2.1: Achtung Zecken!

Übrigens: Helle Kleidung erhöht die Chance, die Spinnentiere noch vor ihrer Blutmahlzeit zu erwischen. Natürlich bieten auch lange Ärmel und Hosenbeine und geschlossene Schuhe einen gewissen Schutz. Unterstützen lässt sich dieser durch Repellenzien – eine sinnvolle Zusatzempfehlung zu jedem FSME-Impfstoff-Rezept!

Auch das ist wichtig

Zum Abschluss fragen Sie Herrn Reutter noch: „Lassen Sie sich den Impfstoff jetzt gleich spritzen?" Ansonsten weisen Sie ihn darauf hin, dass er das Präparat zu Hause im Kühlschrank lagern muss, am besten im Gemüsefach, denn versehentliches Festfrieren würde den Impfstoff unbrauchbar machen. Und noch ein ganz praktischer Tipp: „Denken Sie daran, Ihren Impfpass in die Praxis mitzunehmen. Denn nur eine darin dokumentierte Impfung gilt als durchgeführt."

> **Das Wichtigste in Kürze**
> » *Die beste Zeit für die FSME-Grundimmunisierung ist vor Frühlingsbeginn*
> » *Mit dem Encepur®-Schnellimpfschema ist schon nach 3 Wochen ein Impfschutz erreichbar*
> » *Die FSME-Impfung schützt nicht vor Borreliose*
> » *Zecken halten sich vorwiegend im Gras oder Gebüsch auf*
> » *Nach Aufenthalt im Freien Körper regelmäßig nach Zecken absuchen*
> » *Zecke umgehend mit Pinzette, Zeckenzange oder -karte entfernen*
> » *Möglichst helle Kleidung, lange Ärmel und Hosen tragen*
> » *Zusätzlich Repellenzien verwenden*
> » *Impfstoff bis zum Spritzen im Kühlschrank lagern.*

2.4 Harnwegsinfekt

Vor uns liegt ein scheinbar langweiliges Rezept: Mit Cotrim-forte-ratiopharm® ist ein gängiges Antibiotikum gegen Harnwegsinfekte verordnet worden. Doch gerade weil Sie dieses Präparat in der Apotheke häufig abgeben, lohnt es sich, die wichtigsten Anwendungshinweise dazu im Kopf zu haben. Außerdem können Sie bei diesen Patientinnen in die volle Kiste nützlicher Zusatzempfehlungen greifen!

> **„Unkomplizierter HWI"**
> » In der Medizin ist häufig von einem „unkomplizierten" Harnwegsinfekt (HWI) die Rede. „Unkompliziert" heißt in diesem Fall: Die Entzündung spielt sich außerhalb der Nieren, also lokal begrenzt in den ableitenden Harnwegen (Harnleiter, Harnblase, Harnröhre) ab. Es handelt sich dabei um ein relativ mildes Erkrankungsbild ohne hohes Fieber oder schweres Krankheitsgefühl.

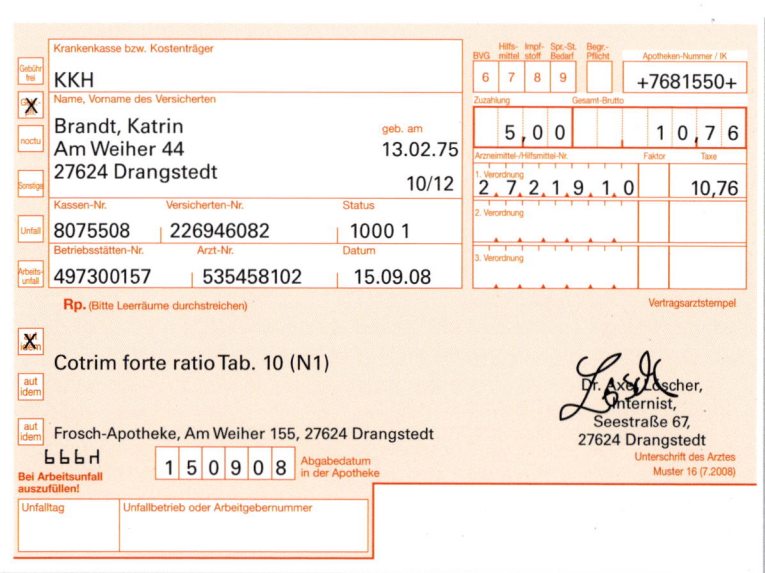

Frau Brandt* aus unserem Rezeptbeispiel ist mit ihren Blasenbeschwerden keineswegs allein: Rund jede zweite Frau macht irgendwann im Leben eine Blasenentzündung (Cystitis) durch, viele auch mehrmals. Die meisten Erreger stammen aus der körpereigenen Darmflora, allen voran *E. coli*. Wegen der anatomischen Nähe ist für sie der Weg aus dem After in die Harnröhre nicht weit. Durch die nur ca. 5 cm kurze Harnröhre einer Frau sind die Bakterien im Gegensatz zum Mann in der Blase rasch angekommen. Dort können sie sich im warmen Nass vermehren und zu Entzündungen führen. Charakteristische Cystitis-Symptome sind: starker Harndrang trotz geringer Urinmengen, Brennen beim Wasserlassen, krampfartige Bauchschmerzen und verfärbter Urin.

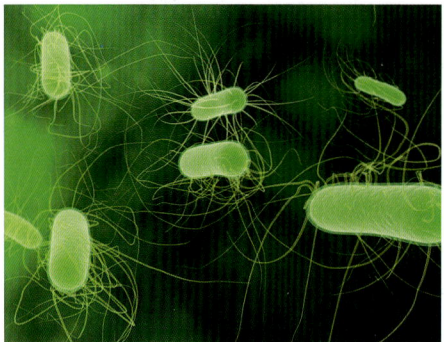

Abb. 2.2: Harnwegsinfekte werden vor allem von Bakterien, die aus dem Darm in die Harnwege gelangt sind, verursacht. Der häufigste Erreger ist *Escherichia coli*.
Quelle: ©Sebastian Kaulitzki/fotolia.de

Harnwegsinfekt 2

Wissen Sie's noch?

Cotrimoxazol in Cotrim-forte-ratiopharm® stellt eine fixe Kombination aus dem Sulfonamid Sulfamethoxazol und dem Diaminobenzylpyrimidin Trimethoprim dar. Diese Wirkstoffkombination entfaltet einen synergistischen Effekt: Die Substanzen greifen an unterschiedlichen Enzymen und damit an zwei verschiedenen Stellen im bakteriellen Folsäure-Stoffwechsel ein. Cotrimoxazol ist gegen die meisten Erreger (90 %) unkomplizierter Harnwegsinfekte wirksam. Die Gefahr resistenter Keime ist durch das Kombinationsprinzip reduziert.

Ist die Einnahme wirklich klar?

Cotrimoxazol (kurz: Cotrim) ist ein klassisches Harnwegsantibiotikum. Dennoch sollten Sie sich zunächst versichern: „Dieses Antibiotikum ist Ihnen vermutlich gegen akute Blasenbeschwerden verschrieben worden, richtig?" Bei Bestätigung fahren Sie fort: „Hat Ihnen der Arzt gesagt, wie oft und wie lange Sie die Tabletten einnehmen sollen?" Erfahrungsgemäß bekommt man häufig als Antwort Kopfschütteln oder ein „Nö" zu hören. Holen Sie es nach: „Wenn nichts anderes vorgesehen ist, nehmen Sie fünf Tage lang morgens und abends je eine Tablette ein, bis die Packung aufgebraucht ist. Halten Sie dabei jeweils einen ca. 12-stündigen Abstand zwischen den Tabletteneinnahmen ein, damit das Antibiotikum gleichmäßig wirken kann."

Was erlaubt ist ……

Bekanntlich kommen gerade die für Patienten so wichtigen praktischen Medikationshinweise im Arztgespräch oft zu kurz. Doch manche können Sie übernehmen: „Diese Tabletten sind relativ groß, zerfallen jedoch in wenigen Minuten in einem Glas Wasser und können dann mit viel Flüssigkeit geschluckt werden." Der leicht bittere Geschmack lässt sich durch Nachtrinken oder Essen abmildern. Die Bioverfügbarkeit von Cotrimoxazol wird durch Nahrung nicht beeinträchtigt. Selbst wenn Frau Brandt keine Schluckprobleme hat, ist für sie die Einnahme zum oder nach dem Essen von Vorteil, weil das Antibiotikum dann magenverträglicher ist.

| .... und was nicht

Insbesondere in der sonnigen Jahreszeit darf folgender Warnhinweis nicht fehlen: „Da das Präparat die Haut vorübergehend lichtempfindlicher macht, sollten Sie zumindest für ein paar Tage auf Sonnenbäder verzichten und draußen stets ein gutes Sonnenschutzmittel verwenden," womit Sie schon beim ersten Anknüpfungspunkt für einen Zusatzverkauf angelangt sind.

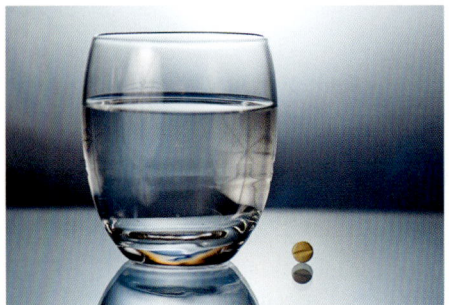

Abb. 2.3: Die Einnahme von Cotrimoxazol-Tabletten kann durch vorhergehendes Auflösen in einem Glas Wasser und viel Nachtrinken erfolgen. Quelle: ©Daniel Fuhr/fotolia.de

Bei der Abgabe von Cotrim an junge Frauen wie Katrin Brandt sollten Sie außerdem daran erinnern: „Das Medikament kann die Sicherheit der Pille gefährden. Denken Sie daher an zusätzliche Schutzmaßnahmen. Kondome haben wir z.B. da hinten liegen ..."

Und noch eine weitere praxisrelevante Interaktion sollten Sie ansprechen: „Wenn Sie während der 5-tägigen Antibiotika-Therapie mal ein Magenmittel gegen Sodbrennen einnehmen, bitte unbedingt zwei Stunden Abstand zum Antibiotikum einhalten!" Schließlich beeinträchtigen mineralische Antazida die Resorption von Cotrimoxazol.

Ist Frau Brandt Diabetikerin und nimmt einen Sulfonylharnstoff wie z.B. Glibenclamid ein? Dann sollte sie wissen, dass ihre Blutzuckerwerte mit Cotrim möglicherweise etwas absinken, weil Sulfamethoxazol die Wirkung des Sulfonylharnstoffs verstärken kann. Für Marcumar®-Patienten gilt ebenfalls, die Blutwerte engmaschig im Auge zu behalten, weil dessen Abbau in der Leber durch das Antibiotikum gehemmt und damit die blutverdünnende Wirkung verstärkt werden kann.

| Was der Blase noch gut tut

Die meisten Betroffenen wie Frau Brandt treibt die Frage um: „Wie kann ich der nächsten Blasenentzündung vorbeugen?" Dazu gibt es einige sinnvolle Verhaltenstipps:
- Unterkühlung vermeiden, stets für warme Füße sorgen, nasse Badekleidung ablegen und nicht auf kalten Flächen sitzen

Harnwegsinfekt 2

- Täglich mindestens 2 Liter trinken, um Keime am Aufsteigen zu hindern
- Harndrang nie längere Zeit unterdrücken, sondern regelmäßig zur Toilette gehen und die Blase immer vollständig entleeren
- WC-Papier stets von vorne nach hinten durchziehen, um Schmierinfektionen zu vermeiden
- Der kleine Toilettengang nach dem Sex reduziert die Gefahr von Blaseninfekten
- Scharfe Gewürze meiden, um die Schleimhäute in den Harnwegen nicht zusätzlich zu reizen.

Nützliches aus der Schublade

Darüber hinaus können Sie Frau Brandt auch konkrete Produkte für ihre Blasengesundheit vorstellen, welche die junge Frau vermutlich gar nicht in den Apothekenschubladen vermutet: Ist sie vielleicht an einem Kirschkernsäckchen interessiert? Schließlich wird milde Wärme bei Blasenentzündung als angenehm empfunden. Eine Alternative ist ein Badezusatz für ein wärmendes Fußbad. Beim Thema „richtige Intimhygiene" (s.o.), liegt es nahe, über pH-adaptierte Produkte wie Sagella® oder Vagisan® zu informieren. Geht die Blasenentzündung mit einer leichten vorübergehenden Inkontinenz einher, ist Frau Brandt bestimmt froh, wenn Sie ihr ein dünnes Inkontinenzprodukt mitgeben.

Gute praktische Erfahrungen rechtfertigen auch die Empfehlung von Blasen- und Nierentees. Ihr Abgabehinweis dazu: „Drei bis fünf Tassen täglich davon trinken, damit die Bakterien aus den Harnwegen herausgespült werden." Zur Unterstützung der ärztlichen Therapie oder als Anschlussbehandlung stehen bekannte pflanzliche Aquaretika (z.B. Carito® mono, Cystinol® N, Solidago® Steiner) zur Verfügung.

Zur Prophylaxe

Die Wahrscheinlichkeit für wiederkehrende Blasenentzündungen lässt sich laut Studien mit Cranberry-Zubereitungen um etwa die Hälfte reduzieren. Alternativ zum herben Saft sind inzwischen auch Kapsel- und Pulverpräparate verfügbar (z.B. Cranberola®). Mündigen Patienten wie Frau Brandt können Sie auch Harnteststreifen zur Urinselbstkontrolle vorstellen, die Bakterien im Urin anzeigen (z.B. Combur^5 Test® HC). Wichtiger Abgabehinweis dazu: „Diese Teststreifen sollen die ärztliche Untersuchung natürlich nicht ersetzen, sondern Sie vielmehr dazu motivieren, frühzeitig zum Arzt zu gehen, falls sich trotz aller Prophylaxe wieder mal eine Blasenentzündung ankündigen sollte!"

> **Das Wichtigste in Kürze**
> » *Die Standarddosierung von Cotrimoxazol bei akuter Cystitis beträgt alle 12 Stunden eine Tablette mit 960 mg für 5 Tage*
> » *Cotrim-forte-ratiopharm® Tabletten können auch in Wasser zerfallen geschluckt werden*
> » *Einnahme zum Essen ist erlaubt und verträglicher*
> » *Während der Therapie auf Sonnenbäder verzichten*
> » *Mindestens zwei Stunden Abstand zu Antazida einhalten*
> » *Pillen-Anwenderinnen müssen zusätzliche Schutzmaßnahmen anwenden*
> » *Wechselwirkungsgefahr besteht u.a. mit Sulfonylharnstoff-Antidiabetika und oralen Antikoagulanzien*
> » *Verhaltenstipps: Warm halten, viel trinken, häufig zur Toilette gehen, richtige Intimhygiene*
> » *Nützliche Zusatzempfehlungen: Blasentees, Intimpflegeprodukte, Phyto-Aquaretika, Cranberry-Produkte, Urinteststreifen etc.*

2.5 Nagelpilz

Hartnäckig und schwer behandelbar – dafür sind Nagelpilzinfektionen bekannt. Je nach Ausmaß müssen sie daher manchmal systemisch angegangen werden. Dazu werden orale Antimykotika wie z.B. Itraconazol eingesetzt. Darum geht es auch im weiter unten stehenden Rezeptbeispiel. Natürlich gilt es, den Patienten zur konsequenten Kapseleinnahme zu motivieren. Doch darüber hinaus gibt es noch weitere wichtige Punkte, die Sie bei der Rezeptbelieferung erwähnen sollten.

Nagelpilzinfektionen (Onychomykosen) werden noch zu oft als kosmetischer Schönheitsfleck bagatellisiert. Insbesondere befallene Fußnägel werden häufig in Schuhen und Strümpfen versteckt, bis sich schließlich der Nagel abhebt oder Schmerzen beim Gehen auftreten. Doch jeder sollte wissen: die Chance auf Selbstheilung ist bei Nagelpilz gleich Null! Vielmehr schreitet die Infektion immer weiter fort. Somit besteht die Gefahr, dass die Erreger irgendwann auch ins Körperinnere eindringen.

Nagelpilz 2

Die Übeltäter

Onychomykosen werden überwiegend durch Dermatophyten verursacht und dann auch Tinea unguium genannt. Häufigster Erreger ist *Trichophyton rubrum* (84 %). Wesentlich seltener sind Hefe- oder Schimmelpilze die Ursache. Meistens sind die Fußnägel betroffen. Sie verfärben sich dann gelblich-braun, werden dick und brüchig oder heben sich vom Nagelbett ab. Oft geht die Infektion von umliegender befallener Haut auf den Nagel über. (Schon deshalb ist die rechtzeitige und konsequente Fußpilzbehandlung in der Selbstmedikation wichtig!). Das Erkrankungsrisiko für Onychomykosen steigt mit dem Lebensalter an und ist bei Diabetes, arteriellen Durchblutungsstörungen oder Abwehrschwäche erhöht. Von Expertenseite wird spätestens ab einem Nagelbefall von 50 % eine Therapie mit Systemantimykotika empfohlen.

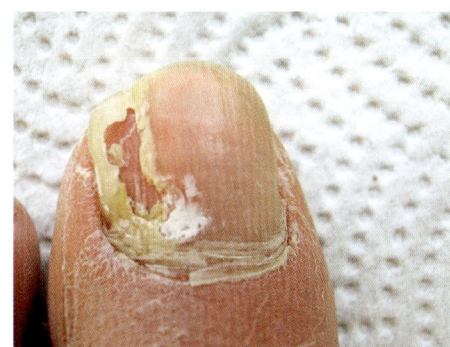

Abb. 2.4: Jeder Nagelpilz ist behandlungsbedürftig! Ist mehr als die Hälfte des Nagels befallen, muss in der Regel ein systemisches Antimykotikum eingesetzt werden.
Quelle: © Gabriele Schmid / fotolia.de

Was Antimykotika bewirken

Zur innerlichen Therapie von Onychomykosen werden heute die Azole Itraconazol (z.B. Sempera®) oder Fluconazol (z.B. Diflucan®) sowie das Allylamin Terbinafin (z.B. Lamisil®) eingesetzt. Alle drei Substanzen besitzen eine nachgewiesene Wirksamkeit für diese Indikation. Eine eindeutige First-Line-Empfehlung existiert nicht. Alle drei Antimykotika greifen in die Biosynthese des Ergosterols, des essenziellen Bestandteils der Pilzzelle, ein. In der Folge kommt es zu Zellwanddefekten mit gestörter Permeabilität bis zur Auflösung der Pilzzelle. Menschliche Zellen, für die Ergosterol keine Rolle spielt, bleiben dagegen intakt.

Durchhalten lohnt sich

Der Arzt hat in unserem Rezeptbeispiel die Dosierung klar vorgegeben: Herr Peter Steinmann* soll eine Woche lang morgens und abends je zwei Kapseln Sempera® einnehmen. Danach folgt eine dreiwöchige Pause. Diese so genannte Itraconazol-Pulstherapie hat sich speziell bei Onychomykosen durchgesetzt, weil sie gegenüber der kontinuierlichen Gabe bessere Erfolgsquoten erzielt. Bereiten Sie Herrn Steinmann gleich darauf vor, dass die Behandlung Geduld erfordert und sich normalerweise über drei Behandlungsintervalle, also insgesamt drei Monate, erstreckt. Erklären Sie ihm, dass die Einnahmepause keine Wirkpause darstellt, da sich der Arzneistoff im Nagel anreichert. Dort ist er sogar 6 Monate nach Therapieende noch in wirksamer Konzentration nachweisbar. Damit Herr Steinmann versteht, warum sich Durchhalten für ihn lohnt, ergänzen Sie: „Weil der gesunde Nagel recht langsam nachwächst, dauert es 6 bis 9 Monate, bis der Erfolg richtig sichtbar wird."

Weiß der Patient ....

... dass die Sempera® Kapseln direkt nach einer Mahlzeit zu schlucken sind? Dann wird das lipophile Itraconazol am besten resorbiert. Und auch dieser Hinweis darf nicht fehlen: „Wenn Sie mal ein Mittel gegen Sodbrennen einnehmen, achten Sie unbedingt auf einen mindestens zweistündigen Abstand!" Denn Antazida reduzieren auch in diesem Fall die Wirkstoffaufnahme. Da Grapefruitsaft die orale Bioverfügbarkeit von Itraconazol um fast die Hälfte vermindert, sollte Ihr Kunde während der Therapie ganz darauf verzichten. Cola ist dagegen erlaubt, manchmal sogar nützlich: Bei erniedrigtem Magen-pH-Wert (z.B. durch Protonenpumpenhemmer oder H_2-Antagonisten) kann Cola dank seines Säuregehalts die Itraconazol-Resorption kurzfristig verbessern.

Vorsicht Wechselwirkungen!

Da Itraconazol wie viele andere Arzneistoffe durch das Cytochrom-P450-Enzymsystem der Leber metabolisiert wird, kann es anderen Wirkstoffen in die Quere kommen: Enzyminduktoren (z.B. Phenytoin, Carbamazepin) beschleunigen den Abbau von Itraconazol und schwächen damit dessen Wirkung; umgekehrt können Enzyminhibitoren (z.B. Chlarithromycin, Erythromycin) den Itraconazol-Wirkspiegel erhöhen. Wegen der Gefahr schwerwiegender Wechselwirkungen darf Itraconazol nicht gleichzeitig eingenommen werden u.a. mit Statinen (z.B. Simvastatin), Mutterkornalkaloiden, Chinidin, Terfenadin, Triazolam, Midazolam und Nisoldipin. Wenn Sie solch eine entsprechende Parallel-Verordnung bemerken, sollten Sie umgehend mit dem Arzt Rücksprache halten!

Was mögliche Nebenwirkungen angeht, so hat Herr Steinmann am ehesten mit leichten Magen-Darm-Beschwerden, Kopfschmerzen und Hautreaktionen zu rechnen. Ganz sachlich, jedoch ohne Angst zu vermitteln, sollten Sie ihm auch Folgendes sagen: „Falls Sie Übelkeit, Erschöpfung oder dunklen Urin feststellen, konsultieren Sie bitte umgehend Ihren Arzt!" Denn dies sind typische Hepatitis-Verdachtssymptome, die ärztlich abgeklärt werden müssten.

Was Sie noch empfehlen können

Von folgender Zusatzempfehlung zum Rezept kann Herr Steinmann wirklich profitieren: ein topisches Antimykotikum. Denn Studien haben gezeigt, dass sich die Heilungsraten der Itraconazol-Therapie durch ein Lokalantimykotikum wie z.B. Amorolfin, Ciclopirox oder Tioconazol steigern lassen. Zudem ist es vor allem zu Therapiebeginn wichtig, möglichst viel vom verpilzten Nagelmaterial abzutragen. Dazu können Sie Herrn Steinmann Einmalfeilen sowie eine hochprozentige Harnstoffsalbe (z.B. Onychomal®) anbieten.

Reinfektprophylaxe

Da Nagelmykosen eine hohe Rückfalltendenz aufweisen, sollten Sie Ihren Kunden zum Gesprächsabschluss noch von der Wichtigkeit bestimmter Begleitmaßnahmen überzeugen:

- Schuhe stets gut austrocknen lassen und regelmäßig desinfizieren, Strümpfe bei 60 °C waschen
- Hygienewäschespüler (z.B. von Canesten®) einsetzen
- Fußnagelverletzungen beim Sport, durch schlecht sitzende Schuhe oder bei der Pediküre vermeiden
- Für trockene, aber gut durchblutete, warme Füße sorgen
- Nicht nur im Schwimmbad, auch zu Hause auf Infektionsprophylaxe achten; dazu Handtücher oft wechseln, nicht barfuß laufen, Nagelschere desinfizieren.

> **Das Wichtigste in Kürze**
> » Jeder Nagelpilz ist behandlungsbedürftig
> » Fußpilzbehandlung ist gleichzeitig Nagelpilzprophylaxe
> » Sempera® Kapseln nach dem Essen einnehmen
> » Zu Antazida mindestens zweistündigen Abstand halten
> » Die Itraconazol-Wirkung wird erst nach vielen Wochen sichtbar
> » Grapefruitsaft ist während der Therapie tabu, Cola bei zu wenig Magensäure dagegen nützlich
> » Auf vielfältige Wechselwirkungsgefahr achten
> » Bei Hepatitis-Verdacht sofort Arzt konsultieren
> » Topisches Antimykotikum als sinnvolle Kombination nutzen
> » Hygienische Verhaltensregeln einhalten.

Herz-Kreislauf-Erkrankungen

Sie stehen auf der Todesursachen-Liste bei uns immer noch an erster Stelle: Herz-Kreislauf-Erkrankungen. In den Industrieländern sind Gefäßveränderungen und deren Folgen zu regelrechten Volkskrankheiten geworden. Entsprechend häufig haben Sie es in der Apotheke mit Patienten zu tun, die schon einen Herzinfarkt oder Schlaganfall hinter sich haben, regelmäßig Medikamente gegen Bluthochdruck einnehmen müssen oder ein Präparat zur Thromboseprophylaxe verschrieben bekommen haben. Wir haben ein paar gängige Rezepte zu diesem breiten Indikationsfeld aus dem Apothekenalltag herausgegriffen und wollen Ihnen praxisnahe Beratungshinweise dazu vorstellen.

3.1 Bluthochdruck

Natürlich ist Bluthochdruck kein Thema für die Selbstmedikation. Vielmehr müssen Betroffene einen Arzt konsultieren, der dann die Medikation für sie auswählt. Doch selbst wenn Ihnen ein Kunde ein völlig korrekt aus-

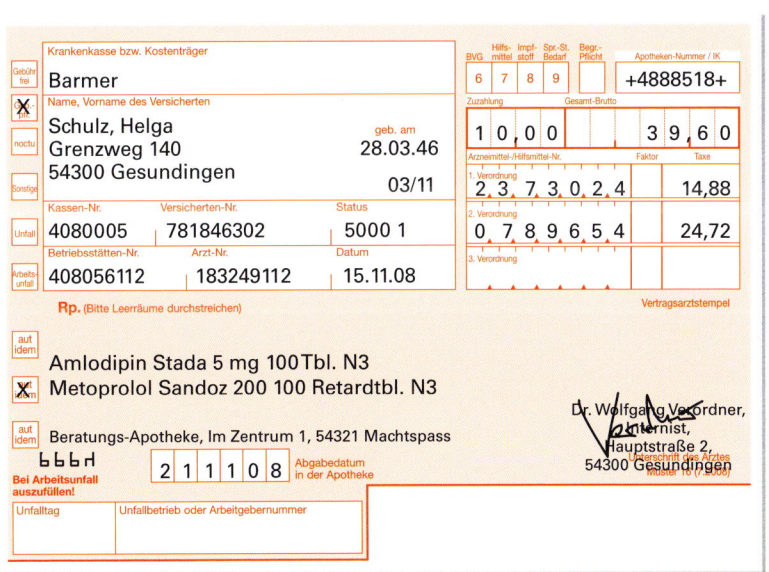

3 Herz-Kreislauf-Erkrankungen

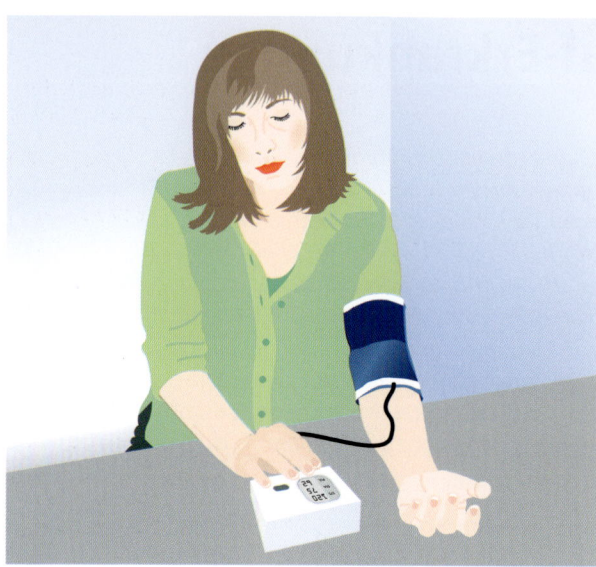

Abb. 3.1: Die richige Selbstmessung des Blutdrucks ist ein wichtiger Bestandteil einer erfolgreichen Bluthochdrucktherapie

gestelltes Rezept über gängige Blutdrucksenker vorlegt, gibt es für Sie noch jede Menge zu wissen und zu sagen. Wie das im Apothekenalltag funktionieren kann, zeigen wir Ihnen jetzt anhand einer Verordnung über Amlodipin und Metoprolol.

Jeder HV-Mitarbeiter hat sie schon x-mal in der Hand gehabt: Verordnungen über Antihypertonika. In der Regel handelt es sich dabei um eine Dauermedikation, weshalb der Arzt zumeist N3-Packungen verschreibt. So auch in unserem Rezeptbeispiel: Frau Helga Schulz* (62 Jahre) hat von ihrem Internisten Amlodipin Stada® 5 mg 100 Tbl. (N3) und Metoprolol Sandoz® 200 mg 100 Retard-

Korrekt Blutdruck messen

- » Vor der Messung 3- bis 5-minütige Ruhepause in sitzender Position
- » Die Manschette direkt auf der Haut (nicht über der Kleidung) anbringen, zurückgeschobener Ärmel darf nicht einschnüren
- » Am Arm mit dem höheren Blutdruck messen
- » Den Messarm entspannt auf einem Tisch ablegen, die Manschette sollte sich dabei auf Herzhöhe befinden (siehe Abb. 3.1)
- » Kein Handgelenkgerät einsetzen, wenn Oberarm-Handgelenk-Vergleichsmessung eine Differenz > 10 mmHg ergeben hat
- » Das Messergebnis zusammen mit Puls, Datum, Uhrzeit sowie besonderen Ereignissen (z.B. Mahlzeit, Sport, Kopfschmerzen) dokumentieren
- » Wiederholungsmessung frühestens nach einer Minute
- » Zur Therapiekontrolle die Blutdruckmessung regelmäßig zur gleichen Tageszeit durchführen
- » Bei Herzrhythmusstörungen sind oszillometrisch messende Geräte nur bedingt geeignet
- » Gerät und Messtechnik des Kunden einmal pro Jahr in der Apotheke überprüfen.

Die zwei Blutdruckwerte

» Obwohl moderne Blutdruckmessgeräte den Druck oszillatorisch und nicht mehr mit einer Quecksilbersäule ermitteln, werden die Blutdruckwerte immer noch in der Einheit „mmHg" angegeben.
» **Systolischer Blutdruckwert:** der stets zuerst genannte, höchste Blutdruckwert im Gefäßsystem; er entsteht im Augenblick des Herzschlags.
» **Diastolischer Blutdruckwert:** der zweite, niedrigere Messwert; er beschreibt den Minimaldruck im Blutgefäßsystem zwischen den Herzschlägen.

Tabelle 3.1: Blutdruck-Richtwerte

	systolisch (mmHg)	diastolisch (mmHg)
Optimal	< 120	< 80
Normal	< 130	< 85
Hoch normal	130 – 139	85 – 89
Bluthochdruck	> 140	> 90
Wenn systolischer und diastolischer Wert in unterschiedliche Klassen fallen, gilt die höhere Klasse. Je nach kardiovaskulärem Gesamtrisiko eines Patienten können auch strengere Grenzwerte gelten. (Einteilung gemäß Leitlinie der Deutschen Hochdruck Liga e.V., vereinfacht)		

tabletten (N3) verschrieben bekommen – vermutlich nicht zum ersten Mal. Welche Anknüpfungspunkte ergeben sich daraus im HV für die Beratung?

Kurzporträt der Wirkstoffe

Bei Amlodipin handelt es sich um einen modernen Calciumantagonisten (Calciumkanalblocker) aus der Dihydropyridin-Reihe. Prototyp dieser Wirkstoffklasse ist Nifedipin. Calciumkanalblocker verringern den Calciumeinstrom aus dem Extrazellulärraum in die Gefäßwand- und Herzmuskelzellen, was dort die so genannte elektromechanische Kopplung bremst. Auf diese Weise wird der Gefäßmuskeltonus und damit der Druck im Arteriensystem reduziert und der Sauerstoffbedarf des Herzens vermindert. Dies hat eine Blutdrucksenkung und Herzentlastung zur Folge.

Metoprolol gehört zu den beta-1-selektiven beta-Adrenozeptorenblockern (kurz Betablockern), d.h. es hemmt vorwiegend die β_1-Rezeptoren am Herz und schützt es damit vor adrenerger Überstimulation. Dagegen bleiben die

$β_2$-Rezeptoren der glatten Muskulatur z.B. in den Bronchien weitgehend unberührt.

Korrekte Einnahme

Ob Frau Schulz die beiden Medikamente wegen Bluthochdruck oder wegen koronarer Herzkrankheit (KHK, „Angina pectoris") verschrieben bekommen hat, lässt sich anhand des Rezepts kaum beurteilen. Schließlich sind sowohl Amlodipin als auch Metoprolol für beide Indikationen zugelassen. Dennoch kann man der Kundin ein paar nützliche Hinweise mit auf den Weg geben – auch, wenn sie die Mittel schon länger einnimmt. So lohnt es sich erfahrungsgemäß mal nachzufragen, ob die Einnahme korrekt abläuft.

Die übliche Dosierung von Amlodipin beträgt 5 mg pro Tag und kann vom Arzt auf 10 mg – stets als tägliche Einmalgabe – erhöht werden. Amlodipin bewirkt eine über 24 Stunden anhaltende Blutdrucksenkung (um ca. 10 %), wovon die Patientin besonders in den frühen Morgenstunden, wenn die Gefahr von Herzanfällen am größten ist, profitiert. Die Tabletten können unabhängig vom Essen eingenommen werden, da die Resorption von Amlodipin durch Nahrungsaufnahme nicht beeinträchtigt wird. Für den Therapieerfolg ist jedoch die regelmäßige Einnahme entscheidend. Das gilt auch für Metoprolol, das mit 200 mg bei Frau Schulz bereits recht hoch dosiert ist. Die kontinuierliche Wirkung wird beim vorliegenden Metoprolol-Präparat durch eine spezielle Retardformulierung, die so genannte Matrixtablette, ermöglicht. Sie soll unzerkaut mit reichlich Flüssigkeit vorzugsweise nach dem Frühstück eingenommen werden. Das Tablettengerüst setzt aus seiner schwammartigen Struktur den Wirkstoff kontinuierlich frei. Die leere Matrixtablette wird dann unverdaut wieder ausgeschieden. Das hat die Patientin ja vielleicht schon bemerkt und sich darüber gewundert.

Auf Nebenwirkungen vorbereiten

Insbesondere für Betablocker gilt: Niemals eigenmächtig abrupt absetzen! Betablocker werden vom Arzt gewöhnlich langsam ausgeschlichen, sonst besteht die Gefahr eines Rebound-Phänomens mit überschießender Blutdrucksteigerung oder Angina-pectoris-Anfällen.

Bestimmte Nebeneffekte der beiden verschriebenen Präparate treten vorwiegend zu Behandlungsbeginn auf. Daher werden vor allem Therapieneulinge beruhigt sein, von Ihnen zu erfahren, dass sich einige Beschwerden im Laufe der Einnahme gewöhnlich wieder legen. Dazu gehören z.B. Müdigkeit, Schwindel, Kopfschmerzen, Magen-Darm-Beschwerden, beeinträchtigte Reaktionsfähigkeit. Bei Amlodipin kommt außerdem der so genannte Flush hinzu, eine plötzliche, vorübergehende Gesichtsrötung mit Wärmegefühl.

Zwar greift Metoprolol überwiegend an den β_1-Rezeptoren an, bei empfindlichen Patienten kann die geringfügige Hemmung von β_2-Rezeptoren jedoch zur Verkrampfung der Bronchialmuskulatur führen. Deshalb wird Metoprolol bei Asthmatikern normalerweise nicht eingesetzt. Bei entsprechender Vorbelastung kann der Wirkstoff die Empfindlichkeit gegenüber Allergenen erhöhen oder auch die Symptome einer Schuppenflechte verstärken. Bei Diabetikern kann Metoprolol eine Unterzuckerung verstärken oder erste Warnsignale dafür verschleiern. Hier gilt der Rat, den Blutzucker engmaschig zu kontrollieren.

Wichtiger Ansatzpunkt für eine sinnvolle Ergänzungsempfehlung: Nicht nur Metoprolol, auch andere Betablocker können zu trockenen Augen führen, was insbesondere Kontaktlinsenträgern Probleme machen kann. Wenn Frau Schulz davon betroffen ist – empfehlen Sie ihr doch künstliche Tränentropfpräparate, die ihr Linderung verschaffen!

Und noch etwas ...

Auch wenn es Laien wie Frau Schulz manchmal befürchten: Calciumantagonisten wie Amlodipin stören keinesfalls die Wirkung von Calciumpräparaten zur Knochenstabilisierung. Denn Calciumantagonisten greifen gezielt an bestimmten Calciumkanälen von Muskelzellen, jedoch nicht in den Calciumstoffwechsel der Knochen ein.

Vielleicht lässt sich ja Frau Schulz, nachdem sie in der Apotheke mehr über Sinn und Zweck ihrer verschriebenen Medikamente erfahren hat, noch dazu motivieren, mehr für ihre Blutdruckeinstellung zu tun und möchte sich auf Ihre Empfehlung hin ein Blutdruckmessgerät anschaffen. Damit könnte sie dem Arzt möglicherweise noch weitere wichtige Informationen über ihre Blutdruckwerte liefern. Und wenn sich daraufhin der Blutdruck von Frau Schulz medikamentös noch besser einstellen lässt, haben Sie einen echten Beitrag zur Therapieoptimierung geleistet!

> **Das Wichtigste in Kürze**
> » Bei Blutdrucksenkern ist die regelmäßige Einnahme entscheidend
> » Amlodipin Sandoz® Tabletten können unabhängig vom Essen eingenommen werden, Wirkung über 24 Stunden
> » Das Tablettengerüst der Metoprolol Sandoz® Matrixtabletten wird über den Darm manchmal sichtbar wieder ausgeschieden
> » Blutdrucksenker nie eigenmächtig abrupt absetzen
> » Manche Nebenwirkungen treten nur zu Therapiebeginn auf
> » Beide Wirkstoffe können bei Diabetikern Unterzuckerung verstärken – engmaschige Blutzuckerkontrollen
> » Metoprolol kann zu trockenen Augen führen – künstliche Tränenpräparate helfen
> » Gute Zusatzempfehlung: Blutdruckmessgerät für die Selbstkontrolle.

3.2 Gerinnungshemmung (Marcumar®)

Wie viele Marcumar®-Anwender fallen Ihnen aus Ihrer Kundschaft spontan ein? Statistisch gesehen kommen hierzulande über 20 Marcumar®-Dauerpatienten auf eine Apotheke. Dass für diese ASS lebensgefährlich sein kann, wissen Sie längst. Doch können Sie Marcumar®-Kunden auch bezüglich anderer OTC-Medikamente sowie in puncto Ernährung, zum Gerinnungs-Selbstmanagement und über angemessenes Verhalten im Alltag informieren? Vielleicht kann unsere Rezeptbesprechung Ihr Beratungswissen auf diesem Gebiet noch komplettieren.

Mit der Lebenserwartung steigt auch die Zahl an Marcumar®-Patienten. Denn viele altersbedingte Erkrankungen erfordern eine Marcumarisierung, um Thrombosen und Embolien zu begegnen, so z.B. schwere Herzrhythmusstörungen, chronisches Vorhofflimmern, nach Herzinfarkt oder nach der Implantation künstlicher Herzklappen oder Blutgefäße.

Gegenspieler des Vitamin K

Phenprocoumon (Marcumar®) gehört zu den oralen Antikoagulanzien vom Cumarin-Typ, die wegen ihres Wirkmechanismus auch Vitamin-K-Antagonisten genannt werden: Für die Carboxylierung von Peptiden zu aktiven Gerinnungsfaktoren in der Leber ist Vitamin K notwendig. Das Vitamin reagiert dabei zum inaktiven Vitamin-K-Epoxid, das durch die Vitamin-K-Epoxid-Reduktase wieder zu aktivem Vitamin K reduziert wird (Vitamin-K-Epoxid-Zyklus). Phenprocoumon hemmt dieses Enzym und blockiert

Gerinnungshemmung (Marcumar®) 3

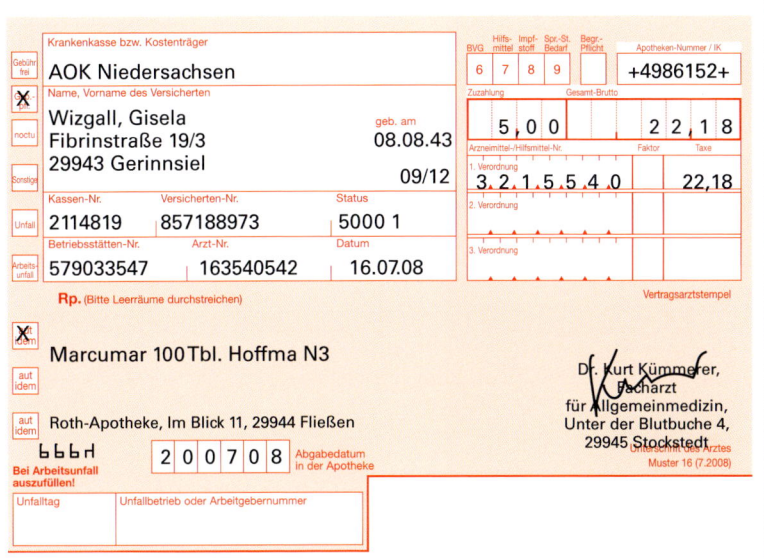

dadurch die Vitamin-K-Regeneration und damit indirekt die Bildung aktiver Gerinnungsfaktoren. Genau genommen ist Phenprocoumon also ein „Vitamin-K-Epoxid-Reduktase-Hemmer". Der Wirkmechanismus erklärt, weshalb dieser Wirkstoff zwar die Neubildung von Thromben verhindern, bestehende aber nicht auflösen kann. Da es einige Zeit dauert, bis die Konzentration an aktivierten Gerinnungsfaktoren im Blut abnimmt, setzt die Wirkung von Marcumar® mit mehreren Tagen Verzögerung ein. Nach Absetzen dauert es entsprechend einige Zeit, bis wieder genügend aktive Gerinnungsfaktoren nachgebildet sind.

Interesse signalisieren

Frau Gisela Wizgall* ist eine gute Stammkundin, die schon jahrelang Marcumar®-Rezepte bei Ihnen in der Apotheke einlöst. Fragen Sie doch beim nächsten Rezept einfach mal nach ihren Messwerten: „Wie geht's Ihnen Frau Wizgall – was machen Ihre Gerinnungswerte?" Egal, ob die Kundin ihre Blutgerinnung selbst misst oder vom Arzt bestimmen lässt – die Werte sollten in einem Marcumar®-Pass sorgfältig dokumentiert werden. Bestimmt lässt Frau Wizgall Sie mal einen Blick hineinwerfen. Bei dieser Gelegenheit können Sie sie auch gleich daran erinnern, stets ihren Marcumar®-Notfallausweis bei sich zu tragen, aus dem ihre Antikoagulanzien-Einnahme hervorgeht. Dies kann z.B. bei einem Unfall lebensrettend sein!

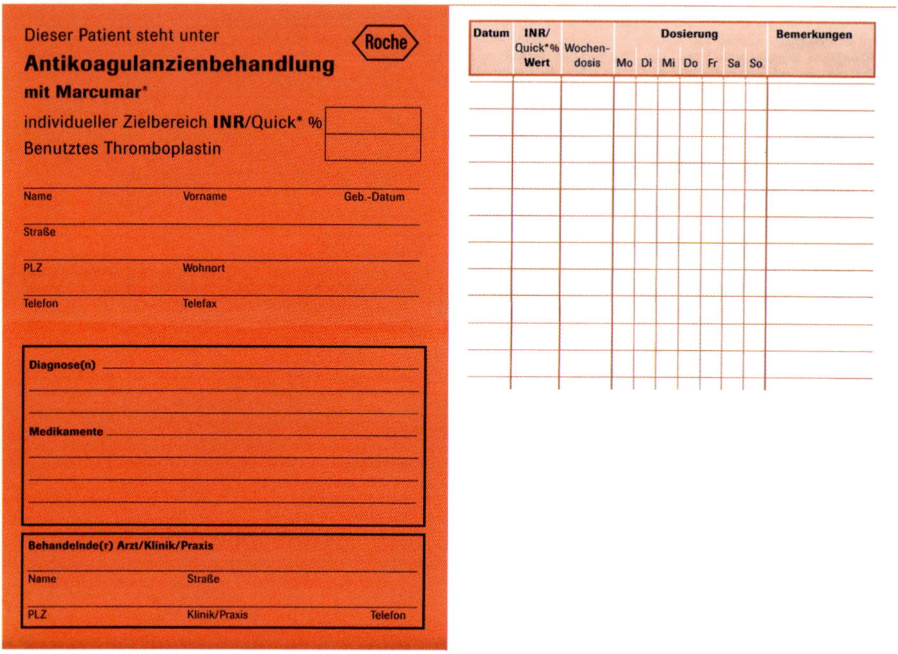
Dieser Patient steht unter
Antikoagulanzienbehandlung
mit Marcumar®
Roche
individueller Zielbereich **INR**/Quick* %
Benutztes Thromboplastin

Name | Vorname | Geb.-Datum
Straße
PLZ | Wohnort
Telefon | Telefax

Diagnose(n)
Medikamente

Behandelnde(r) Arzt/Klinik/Praxis
Name | Straße
PLZ | Klinik/Praxis | Telefon

Datum	INR/ Quick*% Wert	Wochen-dosis	Dosierung Mo	Di	Mi	Do	Fr	Sa	So	Bemerkungen

Abb. 3.2: Im Marcumar®-Pass werden neben den persönlichen Patientendaten der Ziel-INR-Wert, die Marcumar®-Wochen-Tablettenzahl, die tatsächlich eingenommenen Tagesdosen sowie besondere Ereignisse dokumentiert. Quelle: PTAheute

Quick-Wert und INR

» Gemessen wird die Zeit in Sekunden, bis das Blut nach Kontakt mit Gewebsthromboplastin gerinnt (Thromboplastinzeit = TPZ). Als Messgröße wurde lange Zeit der Quick-Wert verwendet, der die TPZ des untersuchten Bluts in Relation zu der von Gesunden in Prozent angibt („Prozent der Norm"). Ein Quick-Wert von z.B. 33 besagt also, dass nur noch 33 % der Gerinnungsfaktoren aktiv sind. Je kleiner der Quick, desto größer die Blutungsneigung.
Da Quick-Werte wegen der unterschiedlichen Aktivität von Thromboplastinen kaum miteinander vergleichbar sind, hat sich mittlerweile die von der WHO empfohlene INR (International Normalized Ratio) durchgesetzt. Die Thromboplastinaktivität wird dabei rechnerisch auf eine Referenzsubstanz bezogen, so dass INR-Werte geräteunabhängig und vergleichbar sind. Die INR gibt die Verlängerung der Gerinnungszeit an. Ein INR von 2,5 bedeutet folglich, dass die Gerinnung gegenüber gesunden Unbehandelten um das 2,5-fache verlangsamt ist. Im Gegensatz zum Quick nimmt beim INR das Blutungsrisiko also mit dem Zahlenwert zu!

Gerinnungshemmung (Marcumar®) 3

Zur Selbstmessung motivieren

Wegen der trägen Pharmakokinetik wird die Phenprocoumon-Dosis vom Arzt üblicherweise pro Woche angegeben und die Tablettenanzahl dann möglichst gleichmäßig auf die Wochentage verteilt. Hat Frau Wizgall die Tabletten mal vergessen, kann sie die Einnahme 12 Stunden lang noch nachholen. Im Marcumar®-Pass notiert der Arzt auch den individuellen INR-Zielbereich. Dieser liegt je nach Erkrankung zwischen 2,0–3,5 INR.

Zur Kontrolle der Phenprocoumon-Wirkung ist eine regelmäßige Messung der Blutgerinnung unerlässlich. Die Selbstmessung erfolgt normalerweise einmal pro Woche, bei Untersuchung durch den Arzt sind die Messabstände meist größer. Motivieren Sie mündige Marcumar®-Anwender für die Selbstmessung. Denn Untersuchungen (ESCAT-Studien) haben klar gezeigt, dass Selbstmesser häufiger im INR-Zielbereich liegen und seltener von Komplikationen betroffen sind. Die Erstattung entsprechender Messgeräte (z.B. CoaguChek®) setzt allerdings neben einer Dauermarcumarisierung die Teilnahme des Patienten an einer Schulung und eine medizinische Begründung des Arztes voraus.

Schwankende Werte – woran liegt's?

Wenn die INR-Werte schwanken, neigen manche Patienten zu abstrusen Erklärungshypothesen. Daher sollten Sie Frau Wizgall klar machen: „Gewisse Schwankungen bei Ihren Blutgerinnungswerten sind völlig normal. Größeren Abweichungen sollte man allerdings nachgehen. Hat sich in den letzten zwei Wochen vielleicht Ihr Tagesablauf verändert?" Denn Klimaveränderungen auf Reisen, intensive Sonnenexposition oder Verschiebungen des Lebensrhythmus können sich durchaus auf die Messwerte auswirken. Aber auch körperliche Anstrengungen, Stress oder schon ein leichter Infekt führen manchmal zu INR-Wert-Ausreißern.

Vorsicht Wechselwirkungen!

Natürlich sollten Sie bei schwankenden INR-Werten auch ans Thema Wechselwirkungen denken: „Nehmen Sie neuerdings vielleicht noch andere Medikamente ein?" Mögliche Wechselwirkungen von Marcumar® füllen bekanntlich ganze Tabellen bzw. die Datenbank Ihrer Apotheken-Software. Ein paar besonders wichtige sollte man – vor allem aus dem OTC-Bereich – dennoch im Hinterkopf haben: ASS und andere NSAR, Ginkgo-, Ginseng- und Johanniskrautpräparate können für Frau Wizgall gefährlich werden. Vitamin-K-haltige Nahrungsergänzungsmittel sind ebenfalls nicht geeignet. Und was (noch) in keinem Beipackzettel steht: Intensiver Laxanzien-Gebrauch kann die Vitamin-K-Resorption im Darm so stark beeinträchtigen, dass die INR-Werte lebensgefährliche Regionen erreichen. Bei jeglicher Selbstmedikation eines Marcumar®-Patienten sind also extreme Vorsicht und pharmazeutischer Sachverstand gefragt!

Alarmierende Symptome

Wenn Frau Wizgall bei Ihnen in der Apotheke mal ein Kopfschmerzmittel verlangt, dürfen Sie ihr zwar Paracetamol mit 500 bis 1500 mg pro Tag empfehlen. Doch viel wichtiger ist in diesem Fall die Frage: „Sind Ihre Kopfschmerzen wie gewohnt und eher mild, oder von ungewohnter Stärke?" Ist Letzteres der Fall, schicken Sie Frau Wizgall umgehend zum Arzt! Denn bei Marcumar®-Patienten deuten intensive Kopfschmerzen auf eine Hirnblutung hin. Auch Gefühlsstörungen in den Gliedmaßen, plötzliche Rückenschmerzen, rötlicher Urin oder Bluthusten sind Warnsignale und damit ein Fall für den Arzt! Dagegen gelten leichtes Nasen- und Zahnfleischbluten sowie kleine oberflächliche Blutergüsse als eher harmlose Marcumar®-Begleiterscheinungen.

Als Faustregel gilt: Ab INR 5 nimmt das Blutungsrisiko deutlich zu, Werte über 8 bedeuten akute Lebensgefahr und erfordern einen Notarzt! Vitamin-K-Präparate sind dann übrigens keine geeignete Akutmaßnahme, da ihre Wirkung erst mit einiger Verzögerung einsetzt.

Ernährungseinfluss nicht überschätzen

Erfahrungsgemäß überschätzten die meisten Marcumar®-Anwender den Einfluss der Ernährung auf ihre INR-Kurve. Manche meinen sogar, auf Vitamin-K-haltiges Gemüse und Salat verzichten zu müssen. Mit diesem Irrglauben gilt es aufzuräumen: „Sie benötigen keine spezielle Diät, eine kalorienreduzierte ausgewogene Vollwertkost ist das Beste. Solange Sie nicht zwei Kilo davon auf einmal verdrücken, treten auch mit Vitamin-K-reichen Lebensmitteln wie z.B. Rosenkohl keine Probleme auf!" Eine gewisse Vitamin-K-Zufuhr ist sogar notwendig, damit der Vitamin-K-Epoxid-Kreislauf, über den Phenprocoumon ja seine Wirkung entfaltet, am Laufen bleibt. Dies bestätigen auch Beobachtungen, wonach Marcumar®-Patienten bei regelmäßigem Obst- und Gemüseverzehr konstantere INR-Werte erzielen.

Gerinnungshemmung (Marcumar®) 3

Ein Gläschen in Ehren ...

.... kann auch Marcumar®-Patienten niemand verwehren. Denn ein Bierchen oder ein Gläschen Wein pro Tag sind kein Problem. Größere Alkoholmengen oder abrupte Änderungen langjähriger Trinkgewohnheiten können die INR-Werte jedoch durcheinanderwirbeln.

Wenn Sie im Gespräch mit Frau Wizgall von einem geplanten Zahnarztbesuch oder einem Impftermin erfahren, können Sie Ihre Kundin beruhigen: „Bei kleineren chirurgischen Eingriffen im Mundraum ist heute meist keine Marcumar®-Dosisreduktion mehr notwendig. Das sollten Sie aber zuvor noch mit Ihrem Zahnarzt abklären!" Auch subkutan durchführbare Schutzimpfungen sind unproblematisch. Vor größeren Operationen ist allerdings häufig noch eine Umstellung auf Heparin notwendig.

Es lohnt sich

Natürlich erfordert so ein Beratungsgespräch Zeit und Mühe. Doch es spricht sich rasch herum, wenn eine Apotheke durch eine fitte PTA in Sachen Marcumar® mehr als der Durchschnitt zu bieten hat. Außerdem können Sie sich damit fachlich auch intern im Team spezialisieren.

Das Wichtigste in Kürze
- » Die INR-Werte sollten zusammen mit der Marcumar®-Wochendosis dokumentiert werden
- » Patienten sollten stets einen Marcumar®-Notfallausweis bei sich führen
- » Entscheidend ist die Marcumar®-Wochendosis, die auf die Tage verteilt wird, eine stundengenaue Einnahme ist nicht erforderlich
- » INR-Werte sind im Gegensatz zu Quick-Werten vergleichbar
- » Stress, Infekte, Tagesablauf- und Lebensstiländerungen können die INR-Werte beeinflussen
- » Warnsignale wie Kopfschmerzen und Gefühlsstörungen ernst nehmen
- » Auch mit OTC-Präparaten drohen schwerwiegende Wechselwirkungen
- » Vitamin-K-Mangeldiäten sind kontraproduktiv, am besten ist eine ausgewogene Mischkost
- » Subkutane Injektionen und kleinere chirurgische Eingriffe sind meist ohne Reduktion der Marcumar®-Dosis möglich.

3.3 Thromboseprophylaxe (Heparin)

Noch vor wenigen Jahren waren selbst kleinere operative Eingriffe mit einem längeren Krankenhausaufenthalt und Bettruhe verbunden. Dagegen gilt heute die Devise: Möglichst rasch raus aus dem Bett und wieder mobil werden. Kleinere Operationen werden daher inzwischen – nicht nur aus Kostengründen – zunehmend ambulant durchgeführt. Entsprechend findet auch die Thromboseprophylaxe mehr und mehr außerhalb der Klinik statt. Das hat zur Folge, dass man in der Apotheke häufig mit Rezepten über „Thrombosespritzen" konfrontiert wird. Anlass genug, die wichtigsten Abgabehinweise dazu zu kennen.

Für Sie in der Apotheke nichts Außergewöhnliches: Eine Kundin übergibt Ihnen ein Rezept, auf dem Injektionen zur Thromboseprophylaxe verordnet sind. Anhand des Patientennamens ist unschwer zu erkennen: Das Medikament ist nicht für die Frau selbst bestimmt. Damit haben Sie einen prima Ansatzpunkt fürs Beratungsgespräch: „Diese Spritzen sind wohl für Ihren Mann verordnet worden, richtig?" Die Reaktion könnte z.B. so ausfallen: „Ja, mein Mann hatte eine Knieoperation, er ist jetzt wieder zu Hause und muss, so lange er noch an Krücken geht, diese Spritzen bekommen – tja, und die werde wohl ich ihm verpassen müssen ....!" Damit Sie Frau Moser* das Wichtigste zum praktischen Umgang mit den Fertigsprit-

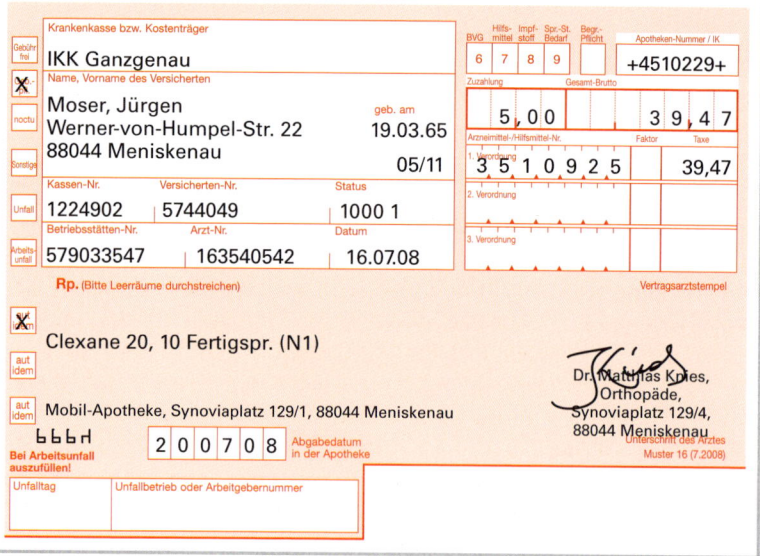

zen erklären können, ist etwas pharmakologisches Hintergrundwissen notwendig.

Ihr Fachwissen kurz aufgefrischt

Mit einer Heparintherapie nach Operationen soll der Bildung von Blutgerinnseln bzw. gefährlichen Thrombosen vorgebeugt werden. Dosierung und Anwendungsdauer passt der Arzt an die Größe des chirurgischen Eingriffs und das individuelle Risikoprofil des Patienten an.

Heparin ist ein körpereigenes Antikoagulans, das aus Schlachttieren gewonnen wird. Es stellt ein Gemisch unterschiedlich langer Mucopolysaccharid-Polyschwefelsäureester dar. Parenteral verabreicht hemmt Heparin durch Angriff an verschiedenen Stellen im Gerinnungssystem die Blutgerinnung.

Zur postoperativen Thromboseprophylaxe werden heute fast ausschließlich niedermolekulare Heparine (NMH) wie z.B. Enoxaparin (Clexane®) eingesetzt. Niedermolekulare Heparine sind Fragmente des natürlichen Heparins, aus dem sie durch Depolymerisation gewonnen werden. Die Wirkstärke der NMH wird meist in „Anti-Xa-Einheiten", also einem Maß für die Hemmung des Gerinnungsfaktors Xa, angegeben.

Vorteil der NMH gegenüber Heparin: Sie haben eine bessere Bioverfügbarkeit und eine längere Halbwertszeit, so dass die tägliche Einmalgabe möglich ist. Außerdem ist ihre gerinnungshemmende Wirkung konstanter und damit besser steuerbar. Ihr Nebenwirkungsrisiko gilt als geringer. Nachteil: NMH sind deutlich teurer als unfraktioniertes Heparin.

Anleitung zur Selbstinjektion

Da es sich bei Heparinspritzen in der Regel um eine Akutmedikation handelt, sind die meisten Patienten, denen Sie in der Apotheke so ein Präparat aushändigen, zum ersten Mal damit konfrontiert. Hinzu kommt häufig noch wie bei Herrn Moser die Scheu, sich selbst eine Spritze zu setzen. Vermitteln Sie daher den Patienten Sicherheit, indem Sie ihnen detailliert und verständlich erklären, wie man mit den Clexane®-Spritzen umgeht: „Anfangs kostet der Einstich natürlich etwas Überwindung. Doch wenn Sie vorschriftsgemäß vorgehen, ist das Spritzen meist komplikationslos und fast schmerzfrei möglich! Als Injektionsort verwenden Sie jedes Mal eine andere

Stelle der vorderen seitlichen Bauchregion, die Nabelzone sparen Sie dabei jedoch aus. Zwischen zwei Fingern wird eine Hautfalte sanft angehoben und dort die Kanüle senkrecht in ganzer Länge eingestochen. Dann den Spritzenstempel bis zum Anschlag langsam durchdrücken." Da die Kanülenlänge für die subkutane Injektion genau bemessen ist, wird dann automatisch in die richtige Gewebetiefe injiziert. Sie erklären Frau Moser weiter: „Anschließend ziehen Sie die Nadel senkrecht wieder heraus und lassen erst dann die Hautfalte los!" Die Spritze kann nach Aufsetzen der Kappe im Hausmüll entsorgt werden. Noch ein praktischer Tipp: Im Liegen lässt es sich oft einfacher spritzen, da dann die Bauchwand entspannter ist.

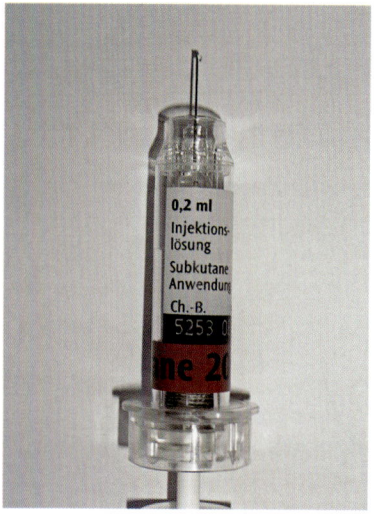

Abb. 3.3 Clexane® Injektionslösung vor der Injektion. Quelle: Weber

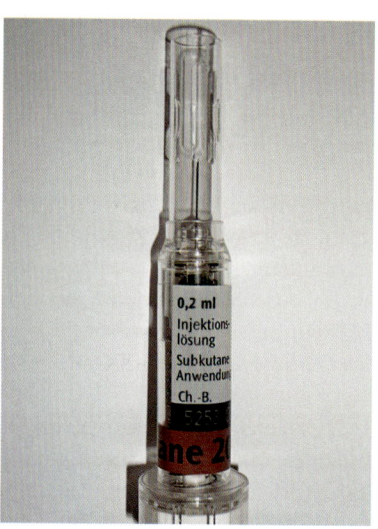

Abb. 3.4: Clexane® Injektionslösung nach der Injektion. Quelle: Weber

Sicherheitsfertigspritzen

» Bei Clexane® SF handelt es sich um „**S**icherheits-**F**ertigspritzen". Hierbei verhindert ein eingebauter Schutzmechanismus Verletzungen mit gebrauchten Spritzen: Nachdem die Injektion erfolgt ist, schiebt sich sofort automatisch eine Schützhülle über die Nadel und schließt diese ein (siehe Abb. 3.4). Die Spritze kann anschließend auch ohne Gummikappe gefahrlos entsorgt werden.

Thromboseprophylaxe (Heparin)

Irritationen vorbeugen

Die in Blistern verpackten Fertigspritzen dürfen erst nach Abziehen der Deckfolie vorsichtig entnommen werden – also nicht wie Tabletten durch das Blister herausdrücken, sonst kann die Kanüle verbiegen.

Was manchen irritiert: In den Fertigspritzen ist stets eine Luftblase eingeschlossen. Sie dient der vollständigen Entleerung und darf keinesfalls herausgeklopft werden. Beim Abnehmen der Schutzkappe entsteht durch die Sogwirkung an der Nadelspitze manchmal ein Tropfen Wirkstofflösung. Damit kein Enoxaparin in den Einstichkanal läuft, was zu oberflächlichen Blutergüssen führen könnte, sollte Herr oder Frau Moser den Tropfen abschütteln, aber nicht abwischen, denn dabei könnte die fein geschliffene Nadelspitze beschädigt werden.

Auch wenn es nicht zwingend notwendig ist: Bieten Sie gerade ängstlichen Kunden Alkoholtupfer zum Desinfizieren der Injektionsstelle an. Laut Untersuchungen lässt sich damit die Rate an Lokalkomplikationen verringern, vorausgesetzt, man lässt die Alkoholreste vor der Injektion vollständig (ca. 1 Minute) abtrocknen.

Ergänzende Hinweise

Stärken Sie die Compliance von Frau Moser: „Um eine möglichst gleichmäßige gerinnungshemmende Wirkung bei Ihrem Mann zu erzielen, ist es wichtig, dass er die Spritzen regelmäßig und stets zur gleichen Tageszeit verabreicht bekommt – so lange wie es der Arzt für notwendig hält."

Auch wenn Frau Moser beim Spritzen alles richtig gemacht hat, kann es rund um die Einstichstellen zu kleineren Blutergüssen oder Gewebeverhärtungen kommen. Diese gelten jedoch als harmlos. Wesentlich ernster zu nehmen ist dagegen die durch Heparine verursachte Thrombozytopenie, also eine Verminderung der Blutplättchenanzahl (HIT = Heparin-induzierte Thrombozytopenie). Man unterscheidet die langsam und mild verlaufende HIT-Typ I von der sehr seltenen HIT-Typ II. Letztere kann wegen des extremen Blutplättchenabfalls innerhalb kürzester Zeit lebensbedrohlich werden. Diese potenzielle Heparin-Nebenwirkung lässt sich jedoch anhand von Blutuntersuchungen gut überwachen. Erinnern Sie daher Frau Moser zum Gesprächsabschluss an diese Kontrolluntersuchungen, auf die der Arzt ihren Mann vermutlich schon vorbereitet hat.

3 Herz-Kreislauf-Erkrankungen

> **Das Wichtigste in Kürze**
> » Heparinspritzen müssen regelmäßig zur gleichen Tageszeit verabreicht werden
> » Fertigspritze vorsichtig ohne Druck aus der Folie herausschälen
> » Eventuelle Tropfen an der Kanülenspitze abschütteln
> » Luftblase nicht herausklopfen
> » Wenn die Injektionsstelle desinfiziert wird, vollständig abtrocknen lassen
> » Bauchfalte locker mit zwei Fingern anheben, Kanüle senkrecht bis zum Anschlag einstechen, Spritzenstempel vollständig durchdrücken
> » Erst die Spritze herausziehen, dann Bauchfalte loslassen
> » An regelmäßige Blutplättchenkontrolle beim Arzt erinnern.

Stoffwechselerkrankungen

Natürlich gibt es wesentlich mehr Stoffwechselerkrankungen, als wir in diesem Buch abhandeln können. Daher haben wir uns auf diejenigen konzentriert, denen Sie im täglichen HV-Geschäft regelmäßig begegnen. Dazu zählen Osteoporose, Diabetes, Hypercholesterinämie, Gicht und Eisenmangel. Verordnungen für diese Indikationen eignen sich besonders gut, um begleitende Ernährungs- und sonstige Verhaltenstipps an den Mann und die Frau zu bringen und sich als beratungsaktive PTA zu entfalten. Es gilt nur die richtigen Aufhänger und Gesprächseinstiege zu finden. Hierzu machen wie Ihnen anhand der vorliegenden Rezepte ein paar Vorschläge.

4.1 Osteoporose

Vielleicht sind Sie dieses Thema manchmal schon etwas leid: Osteoporose, die Skeletterkrankung mit Knochenmasseverlust und erhöhtem Bruchrisiko, die mit 6 Millionen Betroffenen in Deutschland Ausmaße einer Volkskrankheit angenommen hat. Doch gerade Osteoporose-Patienten kann man in der Apotheke oft schon mit wenigen kurzen, aber gezielten und handfesten Hinweisen einen entscheidenden Dienst erweisen. Schließlich steht und fällt z.B. bei den rezeptpflichtigen Bisphosphonaten der Therapieerfolg mit deren korrekter Einnahme.

Werden die Knochen morsch und brüchig, spürt man fatalerweise lange Zeit nichts davon – bis der erste Knochen zu Bruch geht. Um dies zu verhindern, ist Aufklärung und Motivation zur rechtzeitigen Prävention in Form von konsequenter Calcium- und Vitamin-D-Zufuhr essenziell. Seit einigen Jahren stehen glücklicherweise moderne Wirkstoffe wie z.B. die Bisphosphonate zur Verfügung, die selbst bei vorhandener Osteoporose noch etwas erreichen können. Leider läuft bei deren Einnahme im Alltag noch einiges schief. Denn wie bei kaum einer anderen Medikamentengruppe ist ihre Wirksamkeit durch Wechselwirkungen mit Nahrungsmitteln oder anderen Medikamenten gefährdet. Doch dies lässt sich mit wenigen Worten im Kundengespräch leicht ausschalten. Daher sollte kein Patient, der ein Bisphosphonat auf Rezept erhalten hat, die Apotheke verlassen, ohne die notwendigen Einnahmehinweise dazu zu kennen.

Stoffwechselerkrankungen

Wichtige Hintergrundinfos für Sie

Bisphosphonate reichern sich im Knochengewebe an und hemmen dort die Tätigkeit der körpereigenen Osteoklasten, also der knochenabbauenden Zellen. Auf diese Weise wird der übermäßigen Calciumfreisetzung und dem Knochensubstanzverlust entgegengewirkt (antiresorptive Wirkung). Die Knochendichte nimmt mit der Zeit wieder etwas zu und die Frakturgefahr sinkt. Das haben zahlreiche Doppelblindstudien zweifelsfrei belegt. So reduzierte z.B. Alendronat gegenüber einem Placebo in einer klinischen Studie nach drei Jahren das Knochenbruchrisiko postmenopausaler Frauen um etwa 50 %. Das Problem der Bisphosphonate: Sie haben eine geringe Bioverfügbarkeit und können die Schleimhaut im Magen-Darm-Trakt reizen.

Osteoklasten und Osteoblasten

» **Osteoklasten**: Knochensubstanzabbauende Zellen (kataboler Prozess)
» **Osteoblasten**: Knochensubstanzaufbauende Zellen (anaboler Prozess)

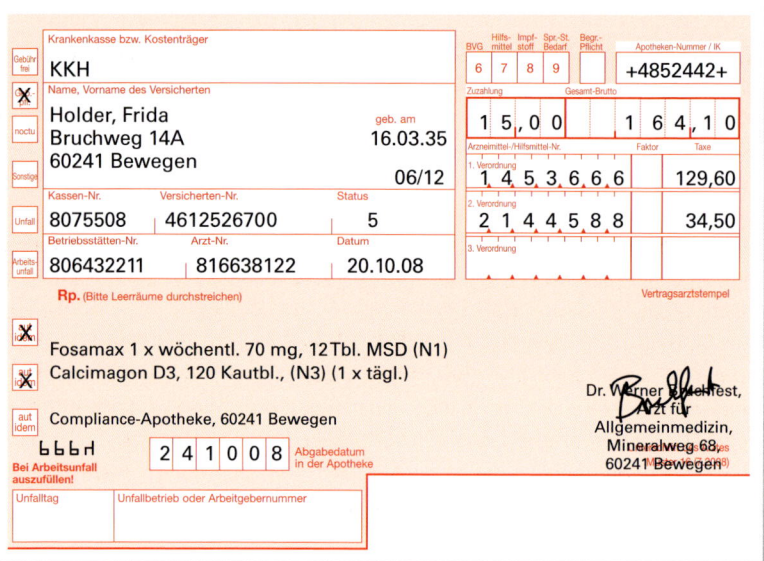

Osteoporose 4

Ein typischer Fall

Die 73-jährige Frau Frida Holder* aus unserem Rezept-Beispiel ist eine „typische" Osteoporose-Patientin: Sie hat vor einiger Zeit ihren ersten osteoporosebedingten Wirbelkörperbruch erlitten und bekommt seither von ihrem Hausarzt regelmäßig das Bisphosphonat Fosamax® (Wirkstoff Alendronat) verordnet. Da bei Frau Holder angesichts des Bruchs eine „manifeste Osteoporose" vorliegt, kann ihr der Arzt (gemäß § 34 Ab. 1 Satz 2 SGB V) auch das Calcium-Vitamin-D-Kombipräparat Calcimagon®-D3 (Calcium 500 mg, Vitamin D 400 I.E.) auf Kassenrezept verschreiben. Schließlich nützt das beste Bisphosphonat wenig, wenn nicht gleichzeitig ausreichend Calcium und Vitamin D für die Knochensubstanz bereitgestellt werden.

Ist Frau Holder von der 10-mg-Tagestablette nun auf die 70-mg-Wochentablette umgestellt worden, können Sie sie beruhigen: Studien haben gezeigt, dass die Wirkung von 7-mal 10 mg genau der von 1-mal 70 mg pro Woche entspricht. Gut für die Compliance: Mit der Wochentablette muss die Patientin nur alle 7 Tage das Einnahmeprocedere durchführen.

Das korrekte Einnahmeritual

Auch wenn Frau Holder Fosamax® zum wiederholten Mal in Ihrer Apotheke abholt, fragen Sie ab und zu mal nach, ob sie es noch ordnungsgemäß einnimmt! Sonst besteht die Gefahr, dass die ohnehin geringe Bioverfügbarkeit des Alendronat von < 1 % ganz gegen Null geht. Das korrekte Einnahmeritual lautet: Die Fosamax®-Wochentabletten werden (wie alle Bisphosphonate) morgens auf nüchternen Magen mit einem vollen Glas (mindestens 200 ml) Leitungswasser eingenommen (kein Mineralwasser!). Erklären Sie weiter „Bevor Sie anschließend etwas essen, trinken oder andere Arzneimittel einnehmen, sollte mindestens eine halbe Stunde vergangen sein." Wichtig ist auch der Hinweis für die Patientin, sich nach der Tabletteneinnahme nicht wieder hinzulegen, sondern eine gute halbe Stunde eine aufrechte Position (sitzend oder stehend) einzunehmen. Damit Frau Holder Sinn und Zweck dieser Vorgaben nachvollziehen kann, ergänzen Sie: „Auf diese Weise können Sie verhindern, dass zurückfließender Wirkstoff möglicherweise ihre Speiseröhre reizt."

Vermeidbare Wechselwirkungen

Frau Holder sollte wissen: „Damit Fosamax® Ihre Knochen bestmöglich festigt, sollten Sie das Calcium-Vitamin-D-Präparat Calcimagon®-D3 begleitend, jedoch zeitversetzt einnehmen." Zwei- und dreiwertige Ionen wie z.B. Calcium, Magnesium oder Eisen bilden mit Bisphosphonaten nicht resorbierbare Komplexe und machen diese damit wirkungslos. Deshalb darf die Einnahme der Bisphosphonate auch nicht mit Mineralwasser, sondern nur mit Leitungswasser erfolgen. Antazida und andere Arzneimittel sowie Nahrungsmittel können ebenfalls die Alendronat-Resorption beeinträchtigen. Daher ist in jedem Fall ein halbstündiger „Sicherheitsabstand" einzuhalten. Für Calciumpräparate bietet sich ohnehin die abendliche Einnahme an, da dann keine Interaktionsgefahr mehr mit dem Bisphosphonat besteht und der nächtlichen Calciumfreisetzung aus den Knochen begegnet wird. Letztlich geht es also darum, der Patientin begreiflich zu machen, dass die ganzen Einnahmemodalitäten keineswegs Schikane sind, sondern nur dazu dienen, den maximalen Nutzen aus den verordneten Medikamenten für ihre Knochen zu ziehen.

Hat Frau Holder die Einnahme der Wochentablette mal vergessen, kann sie das problemlos am nächsten Tag in gleicher Dosierung nachholen. Berichtet sie Ihnen jedoch trotz korrekter Einnahme über zunehmende Magenbeschwerden oder Schmerzen hinter dem Brustbein, sollten Sie sie zum Arzt schicken.

Ein letzter Tipp

Die verordneten Tabletten ersetzen keinesfalls eine knochengesunde Ernährung. Calciumreiche Milchprodukte sollten bei Frau Holder also nach wie vor auf dem Speiseplan stehen. Manche Osteoporose-Patienten meinen außerdem, was krank ist, müsse geschont werden. Das gilt jedoch nicht für morsche Knochen, denn ihr Stoffwechsel wird durch moderate Krafteinwirkung stimuliert: Ermuntern Sie Frau Holder also dazu, sich regelmäßig zu bewegen – am besten an frischer Luft und bei Tageslicht, dann schlägt sie gleich mehrere Fliegen mit einer Klappe!

> **Knochen wollen belastet werden**
>
> » Biege-, Kompressions- und Zugkräfte, die auf das Skelettsystem einwirken, stellen für den Knochen einen Reiz zur Bildung neuer Grundsubstanz dar. Werden die Knochen dagegen kaum belastet, nimmt auch in jüngerem Alter die Knochendichte rasch ab. Für Osteoporose-Gefährdete und -Patienten sind Gymnastik, Laufen, Walking und ein moderates, an den individuellen Fall angepasstes Krafttraining empfehlenswert. Dadurch lässt sich außerdem der muskuläre Halteapparat aufbauen, die Beweglichkeit erhöhen und damit die Sturzgefahr mindern.

> **Das Wichtigste in Kürze**
>
> » Das Bisphosphonat Fosamax® stets nüchtern mit mindestens 200 ml Leitungswasser einnehmen (kein Mineralwasser)
> » Eine halbe Stunde Abstand zu anderen Arzneimitteln oder Mahlzeiten einhalten
> » Ebenso lange eine aufrechte Position einnehmen, in dieser Zeit also nicht wieder hinlegen
> » Das Calcium-Vitamin-D-Kombipräparat parallel zum Bisphosphonat, jedoch zeitversetzt einnehmen; es bietet sich die Einnahme zur Nacht an.

4.2 Hypercholesterinämie und Gicht

Wann haben Sie in der Apotheke zuletzt Allopurinol oder Simvastatin auf Rezept abgegeben? Ist vermutlich noch nicht lange her, schließlich gehören diese Wirkstoffe gegen Stoffwechselstörungen zu den meist verordneten Arzneimitteln. Doch Hand aufs Herz: Haben Sie die wichtigsten Abgabehinweise und ergänzenden Beratungstipps dazu wirklich parat? Wir helfen Ihnen mit unserer Rezeptbesprechung gerne wieder auf die Sprünge.

Frau Hildegard Koch* ist eine langjährige Stammkundin, die regelmäßig Rezepte über ihre Dauermedikamente – Allopurinol 300 mg Heumann und Simva 20 mg TAD – bei Ihnen in der Apotheke einlöst. Sie weiß schon: Allopurinol senkt den Harnsäurespiegel, Simvastatin wirkt gegen erhöhte Cholesterinwerte. Diese Kundin stellt Ihnen also bestimmt keine Fragen mehr zu den verordneten Präparaten, zumal sie sich ohnehin lieber übers Kochen und Backen unterhält. Es ist daher also an Ihnen, aktiv zu werden.

4 Stoffwechselerkrankungen

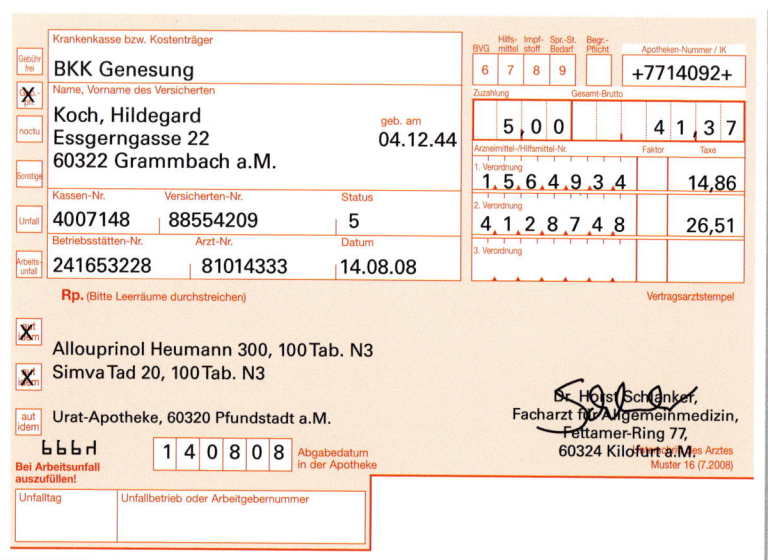

Kurzes Fachwissen-Update

Harnsäure ist das Endprodukt des Purinstoffwechsels, in den z.B. die Abbauwege der Nukleinsäuren münden. Erhöhte Harnsäureblutspiegel (chronische Gicht) sind zunächst meist symptomlos. Wird jedoch die Löslichkeitsgrenze überschritten, kommt es zu kristallinen Harnsäureausfällungen, was Nierensteine, schmerzhafte Gelenkentzündungen bis hin zum akuten Gichtanfall auslösen kann. Der Wirkstoff Allopurinol, das meist eingesetzte Urikostatikum, hemmt das Enzym Xanthinoxidase und stoppt damit die Harnsäurebildung. Der Körper scheidet stattdessen vermehrt die besser löslichen Purinabbauprodukte Hypoxanthin und Xanthin aus. Damit die Harnsäurewerte niedrig bleiben, ist in der Regel eine Dauertherapie erforderlich.

Simvastatin ist ein HMG-CoA-Reduktase-Hemmer (Hydroxymethylglutaryl-Coenzym-A-Reduktase-Hemmer), auch CSE-Hemmer (Cholesterin-Synthese-Hemmer) genannt. Diese Wirkstoffe blockieren das Schlüsselenzym der Cholesterinbiosynthese. In der Folge wird nicht nur weniger Cholesterin gebildet, die Zellen bilden auch mehr Rezeptoren, womit sie das „schlechte" LDL-Cholesterin aus dem Blut herausfiltern.

Sowohl Hyperurikämie als auch Hypercholesterinämie gelten als Wohlstandskrankheiten und sind bis zu gewissem Grad durch die Ernährung beeinflussbar. Motivieren Sie daher auch Langzeitpatienten immer wieder zu einem gesunden Lebensstil mit mehr Bewegung und bewusster Ernährung, um dem Ziel der Dosisreduktion näher zu kommen.

Tabelle 4.2: Labor-Normwerte

	Frauen	**Männer**
Harnsäure	2,5-6 mg/dl	3,5-7 mg/dl
Gesamt-Cholesterin	< 200 mg/dl	
HDL-Cholesterin	> 35 mg/dl	
LDL-Cholesterin	< 130 mg/dl	
Die Grenzwerte können je nach Labormethode etwas variieren.		

Verständnis fördert Compliance

Frau Koch mag es wahrscheinlich schon gar nicht mehr hören: Von jedem Präparat soll sie täglich eine Tablette einnehmen, Allopurinol morgens, Simvastatin abends. Doch weiß sie auch warum? Die Erklärung von Ihnen: „Da die körpereigene Cholesterinbildung nachts am intensivsten ist, wirken Ihre Simvastatin-Tabletten am besten, wenn Sie diese abends schlucken!" Die Einnahme darf auch zum Essen erfolgen.

Für Allopurinol-Präparate gilt: Stets nach einer Mahlzeit, jedoch immer zur gleichen Tageszeit und mit viel Flüssigkeit einnehmen. Allopurinol ist selbst bei Dauereinnahme recht gut verträglich. Nur gelegentlich kommt es zu leichten Magen-Darm-Beschwerden oder Hautreaktionen. Letztere können auch noch nach längerer Therapiedauer auftreten.

Dafür Bewusstsein schaffen

Statine gelten als effektive Cholesterinsenker und stellen eine gut untersuchte, sichere Wirkstoffklasse dar. Dennoch können sie in sehr seltenen Fällen eine ernst zu nehmende Rhabdomyolyse, d.h. einen Zerfall von Skelettmuskelzellen, verursachen. Um im Fall eines Falles richtig zu schalten, sollte jeder Statin-Anwender zumindest mal davon gehört haben. Sie weisen daher darauf hin: „Es ist zwar unwahrscheinlich, doch falls Sie während der

Simvastain-Therapie unklare Muskelschmerzen verspüren, wenden Sie sich bitte umgehend an Ihren Arzt!"

Auch dieser Hinweis kann für Frau Koch alltagsrelevant sein: „Hoffentlich sind Sie kein Grapefruit-Fan, denn diesen Saft müssen Sie während der Simvastatin-Einnahme von Ihrer Getränkeliste streichen." Liefern Sie ihr auch die Begründung dazu: „Bestimmte Grapefruit-Bestandteile stören den Stoffwechsel des Cholesterinsenkers (Cytochrom-P450-Enzymsystem)." Derselbe Mechanismus steckt hinter möglichen Simvastatin-Interaktionen. Sollte Frau Koch parallel zu ihrem Statin mal einen Arzneistoff zur Einnahme verordnet bekommen, der wie z.B. Itraconazol, Ketoconazol, Erythromycin oder Clarithromycin das Cytochrom-P450-Enzymsystem hemmt, ist es an Ihnen, mit dem verordnenden Arzt Rücksprache zu halten. Denn dann ist es oft notwendig, das Statin für kurze Zeit abzusetzen. Darüber hat aber alleine der Arzt zu entscheiden.

Kein Ersatz, sondern Zusatz

Machen Sie Ihren Kunden klar: Präparate zur Regulation von Stoffwechselstörungen können niemals Ersatz, sondern nur Ergänzung zu diätetischen Maßnahmen sein. Diese müssen daher auch während der Medikation konsequent fortgeführt werden. Da sich die Ernährungsregeln bei erhöhten Harnsäure- und Cholesterinwerten decken, kann Frau Koch mehrere Fliegen mit einer Klappe schlagen. So wirkt sich eine maßvolle, fleisch- und fettarme Ernährung mit viel Obst, Gemüse und Salat auf beide Stoffwechselstörungen erwiesenermaßen positiv aus. Gleiches gilt für den Abbau von Übergewicht sowie regelmäßiges körperliches Training.

Was essen, was trinken?

Was speziell die Harnsäure angeht, können Sie Frau Koch raten: „Meiden Sie purinreiche Nahrungsmittel wie Leber, Niere, Herz und andere Innereien, aber auch die Haut von Fisch und Geflügel." Was die wenigsten wissen: Auch Hülsenfrüchte wie Bohnen, Erbsen und Sojaerzeugnisse haben einen hohen Purinanteil. Reichlich Flüssigkeitszufuhr in Form von Mineralwasser oder Kräutertees fördert die Harnsäureausscheidung. Kaffee, Tee und Kakao sind übrigens erlaubt, weil die darin enthaltenen Xanthine (Coffein, Theobromin etc.) nicht in den Purinstoffwechsel eingehen.

Den Alkoholkonsum sollte Frau Koch niedrig halten, denn Ethanol verursacht im Körper eine Laktacidose, wodurch die Harnsäureausscheidung erschwert wird. Bier sollte besonders konsequent gemieden werden, da es sehr purinreich ist – das gilt auch für alkoholfreies!

Cholesterinbomben entschärfen

Gerade für eher konservative Kochfans wie Frau Koch ist Ihr Appell zur fettmodifizierten Ernährung besonders wichtig. Das bedeutet konkret: Cholesterinbomben wie Hirn, Innereien, Butter, Sahne, fette Käsesorten, fettes Fleisch und Wurst vom Speiseplan streichen. Anstelle von tierischen Fetten hochwertige Pflanzenöle (z.B. Olivenöl, Sonnenblumenöl) einsetzen. Dünsten ist besser als braten, fettreduzierte Milchprodukte wählen, tierische Lebensmittel und damit die Aufnahme von Cholesterin und gesättigten Fetten einschränken. Obst, Gemüse und andere ballaststoffreiche Nahrungsmittel wirken sich günstig aus, da sie im Darm Cholesterin und Gallensäuren binden und damit die Cholesterinresorption senken. Einschränkend muss man allerdings wissen: Zwar sind viele Fälle von Hypercholesterinämie auf falsche Ernährung zurückzuführen, manche sind aber auch genetisch bedingt. Daher kann es sein, dass Frau Koch – selbst wenn sie Ihre Hinweise alle beherzigt – weiterhin auf die Medikamente angewiesen ist.

Das Wichtigste in Kürze
» *Allopurinol immer zur gleichen Tageszeit nach dem Essen schlucken*
» *Simvastatin-Tabletten stets abends einnehmen*
» *Patienten für mögliche Muskel-Nebenwirkungen der Statine sensibilisieren*
» *Kein Grapefruitsaft während einer Simvastatin-Therapie*
» *Auf mögliche Simvastatin-Wechselwirkungen mit Antimykotika und Antibiotika achten*
» *Purinreiche Innereien, Hülsenfrüchte sowie Bier meiden, Alkoholkonsum einschränken*
» *Tierische Fette durch pflanzliche ersetzen, fettarme Zubereitung bevorzugen.*

4.3 Diabetes (Insulin-Therapie)

Wie oft laufen Sie in der Apotheke pro Woche wohl zum Kühlschrank, um Insulinpatronen herauszuholen? Vermutlich einige Male, schließlich gehören Insulinrezepte zum Alltagsgeschäft. Für die meisten Ihrer Kunden han-

4 Stoffwechselerkrankungen

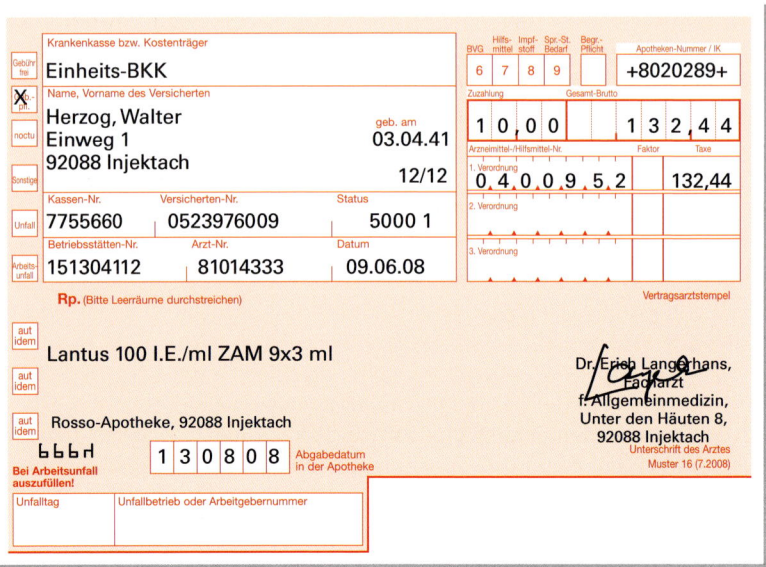

delt es sich bei den Pen-Patronen um Dauermedikamente, mit denen sie seit Jahren tagtäglich umgehen. Was will man so jemand also noch erklären? Doch viele Diabetiker machen jahrelang die gleichen, oft folgenschweren, aber meist vermeidbaren Fehler. Hier können Sie in der Apotheke mit wenig Beratungsaufwand viel verbessern.

Am vorliegenden Rezept ist unschwer zu erkennen: Herr Walter Herzog* ist Diabetiker und muss sich Insulin spritzen. Wie viele Einheiten Lantus® er sich wann zu applizieren hat und wie er sich bei Blutzuckerschwankungen verhalten soll, liegt in der Entscheidung seines Arztes. Doch selbst wenn ein Diabetiker mit seinem Insulin gut klar kommt und schon ein „alter Hase" in Sachen Selbstinjektion ist, können Sie ihm bestimmt noch den einen oder anderen hilfreichen Tipp für die praktische Insulin-Therapie geben. Es ist erstaunlich, was selbst erfahrene Patienten noch nicht wissen und welche Unachtsamkeiten sich im Diabetesalltag manchmal einschleichen.

Modernes Langzeitinsulin

Kurz zur Erinnerung: Insulin glargin (Lantus®) ist ein modernes Basalinsulin, das bei einmal täglicher Injektion einen über 24 Stunden weitgehend konstanten Wirkspiegel erzielt. Die Aminosäurenkette des Insu-

Diabetes (Insulin-Therapie) 4

linmoleküls ist im Insulin glargin so verändert (Insulinanalogon), dass das Hormon im leicht sauren pH-Bereich löslich ist. Deshalb ist auch der Patroneninhalt im Gegensatz zu den gewöhnlichen Verzögerungsinsulinen klar und muss vor Gebrauch nicht geschüttelt werden. Im Unterhautfettgewebe bildet sich aus der Lösung ein kristallines Depot, das dann kontinuierlich Insulin freisetzt. Auf diese Weise soll die nahrungsunabhängige Insulin-Basissekretion der gesunden Bauchspeicheldrüse nachgeahmt werden.

> **Insulin-Untergruppen**
>
> » **Normalinsulin (Altinsulin):** Reines, unverändertes Insulin, das eine rasche Wirkung zeigt (Wirkungseintritt 10–30 min, Wirkdauer 5–8 h)
> » **Verzögerungsinsulin (Depotinsulin):** Durch galenische Maßnahme verzögerte Wirkung z.B. durch Bindung von Insulin an Zink oder Protamin
> » **Mischinsulin**: Mischung aus kurz und lang wirkenden Insulinen
> » **Insulinanaloga**: Insuline mit chemisch veränderter Aminsäurekette, dadurch werden sehr kurz wirksame (z.B. Insulin lispro) oder sehr lang wirkende (z.B. Insulin glargin) Insuline herstellbar.

Richtig aufbewahren

Von den neun Lantus®-Patronen, die Sie Herrn Herzog aushändigen, sollten acht umgehend zu Hause in den Kühlschrank wandern – natürlich keinesfalls ins Gefrierfach, sondern am besten ins Gemüsefach, wo ein Anfrieren ausgeschlossen ist. Diejenige Patrone, die Herr Herzog aktuell verwendet, sollte zunächst auf Raumtemperatur gebracht werden, da die Injektion dann angenehmer ist als mit gekühltem Insulin. Wichtiger Hinweis: Den beladenen Pen nicht im Kühlschrank, sondern bei Raumtemperatur (bis 25 °C) aufbewahren. Nach Anbruch kann die Patrone 4 Wochen lang verwendet werden. Während dieser Zeit muss der Inhalt immer klar, farblos und partikelfrei bleiben.

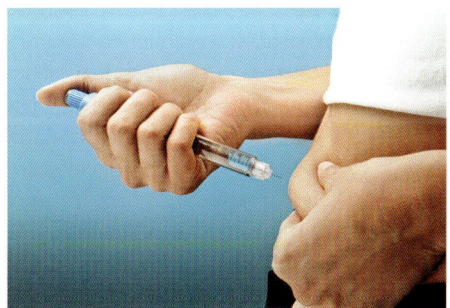

Abb. 4.1: Für jede Insulin-Injektion sollte eine frische Pen-Nadel verwendet werden.
Quelle: © Visionär/fotolia.de

4 Stoffwechselerkrankungen

Injektionsstelle wechseln

Für eine subkutane Injektion sollten vor allem schlanke Menschen eine Hautfalte bilden. Diese fasst man mit Daumen plus Zeigefinger, also nicht mit der ganzen Hand, um kein Muskelgewebe mit anzuheben. Erinnern Sie Herrn Herzog daran: „Bevor Sie die Nadel wieder aus der Haut herausziehen, mindestens bis 10 zählen, erst dann ist die Insulindosis vollständig abgegeben." In die Hautfalte kann übrigens sowohl schräg (45 Grad) als auch senkrecht gestochen werden.

Eine Ihrer wichtigsten Fragen an Herrn Herzog ist: „Wechseln Sie regelmäßig die Injektionsstelle?" Für jede Insulindosis ist eine neue, mindestens 2 cm entfernt liegende Hautstelle auszuwählen. Doch die Erfahrung zeigt, dass Diabetiker oft eine Lieblings-Injektionsstelle haben, die sie ständig benutzen. Der Grund: Dort bilden sich mit der Zeit Gewebeverhärtungen, die weniger schmerzempfindlich sind. Solche Lipodystrophien findet man bei ca. jedem dritten Diabetiker. Das Spritzen wird an diesen Stellen als angenehmer empfunden, doch die Insulinresorption erfolgt dort ungleichmäßig. Die blutzuckersenkende Wirkung lässt sich dann oft nicht mehr richtig steuern. Bei schwankenden Blutzuckerwerten sollten Sie also auch mal an diesen einfach zu korrigierenden Fehler denken!

Eine einmalig feine Sache

Obwohl es sich um sterile Einwegprodukte handelt, verwenden Diabetiker eine Insulin-Pen-Nadel hierzulande rund 9-mal. Meist steckt Sparsamkeit, Bequemlichkeit oder einfach Unwissen dahinter. Die Faustregel – „für jede Insulingabe eine neue Pen-Nadel verwenden!" – sollten Sie in der Beratung mit nachvollziehbaren Argumenten unterfüttern: Um ein möglichst schmerzarmes Spritzen zu ermöglichen, sind Pen-Nadeln hauchdünn geschliffen und mit einem Gleitfilm überzogen. Doch beim Eindringen in die Haut reißt dieser Film ein, die Nadelspitze stumpft ab oder bildet winzige Widerhaken. „Beim nächsten Mal fügen Sie sich mit der gebrauchten Nadel daher unnötige Schmerzen und Hautverletzungen zu!" Zudem haften der Nadel Hautschüppchen und Bakterien an, die beim nächsten Mal in die Haut geschleust würden. Außerdem verstopfen die feinen Kanülen leicht durch auskristallisiertes Insulin, so dass die nächste Insulindosis möglicherweise unvollständig erfolgt oder der Pen streikt. Dies ist übrigens die häufigste Ursache für angeblich defekte Insulin-Pens.

Ein Pen sollte nie mit aufgesetzter Nadel gelagert werden, weil so eine Brücke in das Patroneninnere entsteht. Bei Temperaturänderungen kann dann

Insulin aus- oder Luft eintreten. Große Luftblasen verursachen Dosierungsschwankungen sowie Insulinverluste durch Nachtröpfeln.

Fingerspitzengefühl zeigen

Nutzen Sie Kundenkontakte zu Diabetikern auch, um neuen Ansporn zur Blutzuckerselbstkontrolle zu geben und dabei gleichzeitig kleine Fehlerteufel zu eliminieren (siehe auch Kap. 4.4). Hierzu dient das kleine Einmaleins zur Blutzuckermessung:

- Hände vor der Messung waschen und abtrocknen
- Für jede Blutentnahme eine frische Lanzette verwenden
- Nicht mittig, sondern seitlich in die Fingerbeere stechen
- Möglichst Mittel-, Ring- oder kleinen Finger benutzen
- Immer die Einstichstelle wechseln
- Die Stechhilfe auf die individuelle Hautdicke einstellen
- Die Teststreifen nur im Vorratsgefäß aufbewahren.

Sinnvolle Ergänzungsempfehlung

Diabetes geht bekanntlich häufig mit trockener, rissiger, infektgefährdeter Haut einher. Vielleicht können Sie Herrn Herzog auch zu diesem Punkt noch einen guten Rat geben. Vor allem bei der Fußpflege sollte er scharfe Geräte (Nagelschere, Hornhautraspel etc.) meiden und stattdessen mit Bimsstein oder Sandfeile arbeiten. Ihre Empfehlung: „Cremen Sie Ihre Füße täglich mit einem feuchtigkeitsspendenden Pflegepräparat ein, das Ihre Haut geschmeidig und widerstandsfähig hält." Zeigen Sie ihm hierzu im Regal entsprechende Pflegeprodukte wie Fußcremes mit dem Feuchthaltefaktor Urea sowie hautschützenden Lipiden (z.B. Gehwol med® Lipidro-Creme). Wetten, dass Herr Herzog Sie als kompetente, fachkundige PTA in Erinnerung behält?

Das Wichtigste in Kürze

- » Lantus®-Patronen müssen stets klar sein, kein Schütteln notwendig
- » Unbenutzte Patronen im Gemüsefach des Kühlschranks, Pen bei Raumtemperatur aufbewahren
- » Hautfalte zwischen zwei Fingern bilden
- » Für jede Insulininjektion eine neue Hautstelle wählen
- » Jedes Mal eine neue Pen-Nadel verwenden
- » An die Grundregeln des Blutzuckermessens erinnern
- » Ergänzend Pflegeprodukte für trockene Haut empfehlen.

4.4 Diabetes (Blutzuckermessstreifen)

Sie wandern täglich zu Tausenden über die HV-Tische: Blutzuckermessstreifen. In ihnen steckt eine hochentwickelte, ausgefeilte Messtechnologie. Entsprechend sorgsam sollte mit ihnen umgegangen werden. Das gerät im Diabetikeralltag jedoch manchmal in Vergessenheit. Nutzen Sie daher die Abgabe von Blutzuckermessstreifen, um bei Ihren Diabetikern das kleine Einmaleins des korrekten Umgangs mit diesen „Minilaboren im Streifenformat" aufzufrischen.

Bestimmt haben Sie sich auch schon gewundert, wie viele Fehler selbst langjährigen Diabetikern bei der Blutzuckerselbstkontrolle noch unterlaufen. Davon erfährt man natürlich nicht zwischen Tür und Angel, sondern nur, wenn man im Beratungsgespräch gezielt auf Fehlersuche geht. Oder noch besser: Führen Sie mit den Kunden zusammen ab und zu mal eine Messung unter vier Augen durch!

Das Messprinzip

Frau Keck aus unserem Rezeptbeispiel hat zum wiederholten Mal GlucoMen® Visio Blutzuckerteststreifen verordnet bekommen. Wie die meisten

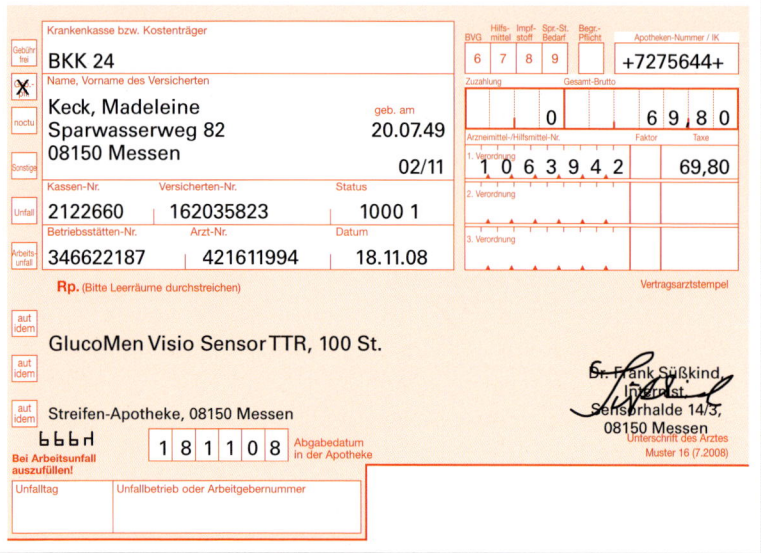

handelsüblichen Messsysteme basiert auch das von GlucoMen® Visio auf einem amperometrischen Messprinzip: In der Reaktionszone wird die im Blut enthaltene D-Glucose spezifisch durch das Enzym Glucoseoxidase zu Gluconolacton umgesetzt. Dabei werden Elektronen frei, die von Messelektroden erfasst werden. Die Geräte ermitteln also einen Elektronenfluss, dessen Stärke proportional zur Glucosekonzentration im Blut ist.

Auf Fehlersuche gehen

Wann, wo und in welcher Reihenfolge die Tasten am Gerät für den Messvorgang betätigt werden müssen, ist Frau Keck inzwischen bestimmt geläufig. Jetzt geht es vielmehr darum, unbewusste Fehler aufzuspüren. Diese sind übrigens meist geräteunabhängig, d.h. die entsprechenden Verhaltenstipps gelten auch für Anwender anderer Gerätemarken.

Nach wie vor muss bei einigen Geräten vor Verwendung einer neuen Teststreifencharge die Codierung überprüft und ggf. geändert werden. Während Sie Frau Keck die Packungen aushändigen, sagen Sie: „Wenn Sie möchten, kann ich Ihnen gerne gleich den Codierungschip aus der neuen Packung ins Gerät einlegen." Stimmt die eingestellte Maßeinheit noch? Versehentliches Umschalten von der in Deutschland üblichen Einheit mg/dl auf mmol/l hat schon öfters zum Messwertechaos geführt.

mg/dl oder mmol/l?

» Die Blutzuckerkonzentration kann in zwei unterschiedlichen Einheiten angegeben werden: in mg pro 100 ml Blut (mg/dl) oder in Millimol pro Liter Blut (mmol/l). International stellt mmol/l zwar die offizielle Einheit dar, in vielen Ländern, darunter auch Deutschland, wird in der Praxis jedoch mg/dl bevorzugt. Beide Konzentrationen lassen sich problemlos ineinander umrechnen: 1 mmol/l = 18 mg/dl; 1 mg/dl = 0,055 mmol/l.

Schonend „Blut zapfen"

Sie fahren fort: „Die modernen Teststreifen sind so sensibel, dass selbst Spuren von Obst, Creme oder Schweiß am Finger das Ergebnis verfälschen können. Wenn Sie sich vor jeder Messung kurz die Hände mit Wasser und eventuell etwas Seife waschen, reicht das vollkommen. Danach gut abtrocknen, damit der Blutstropfen nicht verdünnt wird." Ein Desinfektionsmittel (z.B. Alkoholtupfer) ist in der Regel nicht erforderlich. Eventuelle Rückstände wären nur eine zusätzliche Fehlerquelle.

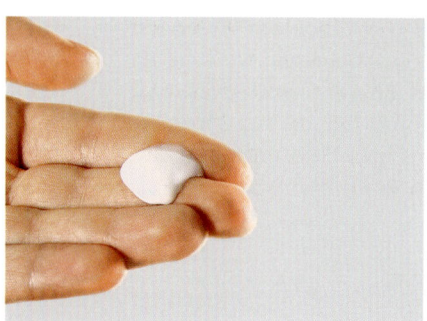

Abb. 4.2: Ein guter zusätzlicher Tipp: Regelmäßige Handpflege hält die Haut trotz Pikserei geschmeidig.
Quelle: © Martin Allinger / fotolia.de

Ein guter Gesprächseinstieg ist auch die Frage: „Fällt Ihnen das Stechen in den Finger manchmal schwer?" Noch immer weiß nicht jeder Diabetiker, dass die Stechhilfe nicht mittig, sondern seitlich auf die Fingerbeere aufgesetzt werden sollte. Dort ist die Durchblutung besser und die Schmerzempfindlichkeit geringer. Da Daumen und Zeigefinger meist stärker verhornt sind, eignen sich Mittel-, Ring- oder kleiner Finger besser. Hat Frau Keck dennoch Schwierigkeiten an Blut heranzukommen, kann sie die Fingerdurchblutung kurz vor dem Stechen durch sanftes Massieren oder lauwarmes Wasser anregen. Ein Extra-Tipp: „Betreiben Sie regelmäßig Handpflege, damit die Haut trotz Pikserei geschmeidig bleibt." Dazu haben Sie für Frau Keck bestimmt auch eine konkrete Creme-Empfehlung parat .....

Stets eine neue Einstichstelle

Auch wenn die austretende Blutmenge trotz aller Hilfsmaßnahmen nicht ausreicht, ist heftiges Quetschen tabu, denn Gewebewasser würde den Blutstropfen verdünnen. Vorsichtiges Schütteln oder Herunterhängenlassen des Arms sowie sanftes Ausstreichen in Richtung Finger ist jedoch erlaubt. Und auch das kann man nicht oft genug wiederholen: „Verwenden Sie bitte jedes Mal eine frische Lanzette und wechseln Sie die Einstichstelle!"

Apropos Einstichstelle: Wie einige andere Messsysteme erlaubt auch der GlucoMen® Visio die Blutzuckermessung während stabiler Stoffwechselphasen an alternativen Körperstellen wie z.B. dem Handballen. Das ist vor allem für solche Patienten interessant, die sehr oft am Tag messen müssen.

Wer kennt die Nachtropffunktion?

Dass man den Blutstropfen nicht von oben auf den Teststreifen aufbringt, sondern seitlich durch Kapillarkräfte einziehen lässt, hat sich inzwischen wohl herumgesprochen. Was aber über die Hälfte der Dauernutzer wie Frau Keck noch nicht weiß: Einige moderne Geräte verfügen über eine so genannte Nachtropffunktion. Dabei kann innerhalb eines begrenzten Zeitraums (beim GlucoMen® Visio sind es 60 s.) auf denselben Streifen weiteres Blut aufgebracht werden. So lässt sich die Messung mit demselben Teststreifen noch erfolgreich abschließen. Das senkt die Quote an Fehlmessungen und spart Kosten.

Korrekt lagern

Nicht selten werden die empfindlichen Teststreifen lose im Geldbeutel, in der Hosentasche, im Necessaire oder auf der Badezimmerablage gelagert. Erinnern Sie daher Frau Keck: „Die Teststreifen bitte immer im verschlossenen Originalgefäß aufbewahren, denn nur darin sind sie vor Licht, Luft und Feuchtigkeit richtig geschützt!" Insbesondere vor der Urlaubszeit ist auch folgender Hinweis wichtig: „Die Messung ist zwischen 15 und 35 °C zuverlässig. Vor extremer Wärme oder Kälte müssen die Teststreifen jedoch geschützt werden."

Kritischer Vergleich

War Frau Keck auch schon mal enttäuscht, dass ihre selbst ermittelten Werte sich nicht ganz mit den Ergebnissen anderer Geräte oder den Laboruntersuchungen gedeckt haben? Dazu sollte sie wissen: Während sie selbst arterielles Blut aus dem Finger gewinnt, verwendet der Arzt gewöhnlich venöses Blut aus dem Arm. Labore arbeiten mit Blutserum, die Blutzuckerselbstkontrolle erfolgt dagegen meist mit Vollblut, so dass Wertedifferenzen vorprogrammiert sind. Da einige Blutzuckermessgeräte auf Vollblut, andere auf Plasma oder Serum kalibriert sind und Toleranzgrenzen von ± 15 % gelten, ist auch der Vergleich von Werten zweier Messgeräte mit Vorsicht zu genießen. Geben Sie also Ihrer Kundin den guten Rat: „Am sinnvollsten ist es, wenn Sie stets Ihr eigenes Gerät verwenden. Dokumentieren Sie die ermittelten Werte am besten in einem Tagebuch – einschließlich Ernährungsweise, körperlicher Aktivität oder besonderer Ereignisse. Dann hat Ihr Arzt den besten Überblick, um die Therapie an Ihre Bedürfnisse optimal anzupassen!"

> **Das Wichtigste in Kürze**
> » Beim Anbruch einer neuen Teststreifenpackung Codierung überprüfen
> » Hände vor jeder Messung waschen und gut abtrocknen
> » Stechhilfe seitlich auf die Fingerbeere von Mittel-, Ring- oder kleinem Finger aufsetzen
> » Durchblutung durch Massieren, warmes Wasser und Hautpflege unterstützen
> » Jedes Mal eine frische Lanzette verwenden
> » Einstichstelle nicht quetschen, besser Arm hängen lassen, ausschütteln oder sanft ausstreichen
> » Vielmesser können auch alternative Körperstellen nutzen
> » Die Nachtropffunktion des Geräts kann Fehlmessungen reduzieren
> » Teststreifen nur im Originalgefäß aufbewahren, vor Kälte und Wärme schützen
> » Der Vergleich verschiedener Messmethoden ergibt oft Wertedifferenzen.

4.5 Eisenmangel

Hätten Sie's gewusst? Die weltweit häufigste Mangelerkrankung ist der Eisenmangel. 20 % der Weltbevölkerung sind davon betroffen. In Deutschland zählen vor allem junge Frauen zum gefährdeten Personenkreis. Verordnete Eisenpräparate werden daher in der Apotheke regelmäßig abgegeben – natürlich begleitet von Ihren Einnahmehinweisen. Dass dabei mit „eine morgens nüchtern" längst nicht alles Wichtige gesagt ist, zeigt diese Rezeptbesprechung.

(Obwohl Ferro sanol® duodenal Kapseln rezeptfrei sind, dürfen verordnete Eisenpräparate laut OTC-Ausnahmeliste auch für Erwachsene auf Kassenrezept abgegeben werden.)

Mit 3 bis 5 g stellt Eisen das häufigste Spurenelement im Körper dar. Seine Hauptaufgabe besteht darin, als Zentralatom im Häm des Hämoglobins (Hb) den Sauerstofftransport im Organismus zu ermöglichen. Aber auch im Myoglobin des Muskelgewebes und für viele Enzymsysteme ist Eisen unentbehrlich. Ein gesunder Erwachsener verliert über Darm und Nieren täglich nur rund 1 mg. Der Großteil des frei werdenden Eisens wird im Rahmen der Hämoglobin-Neubildung „recycelt". Bedingt durch die Regelblutung liegt der durchschnittliche Eisenverlust von jungen Frauen um rund die Hälfte darüber. Entsprechend lautet die Empfehlung der DGE (Deutsche Gesellschaft für Ernährung) für die tägliche Eisenzufuhr: junge Frauen 15 mg, Männer sowie Frauen nach der Menopause 10 mg.

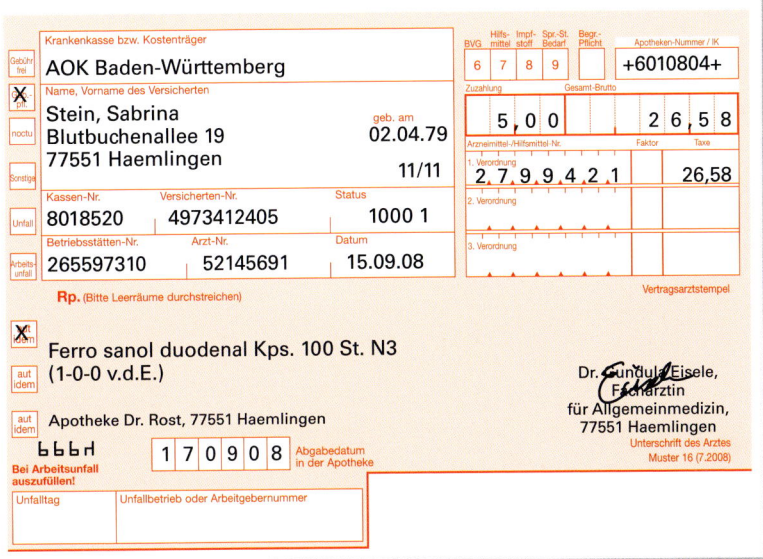

Tabelle 4.5: Normaler Eisenstatus

	Frauen	Männer
Hämoglobin	12–16 g/dl	14–18 g/dl
Serum-Ferritin	25–180 µg/l	
Die Grenzwerte können je nach Labormethode etwas variieren.		

Lange symptomlos

Bei zu geringer Eisenzufuhr greift der Körper zunächst auf seinen Eisenspeicher, das Ferritin, zurück. Daher bleibt eine Schieflage im Eisenhaushalt lange symptomlos. Sinkt jedoch infolge des Eisenmangels der Hb-Wert unter den Normalwert (Frauen < 12 g/dl, Männer < 14 g/dl), kommt es zur Anämie, die viele Gesichter haben kann: Müdigkeit, blasse Haut, brüchige Fingernägel, Haarausfall, Infektanfälligkeit, Mundwinkelrisse, Atemnot, Herzbeschwerden etc.

Besonders gefährdet sind Personen mit eisenarmer Ernährung wie z.B. Vegetarier, aber auch Patienten mit krankheitsbedingter Eisenresorptionsstörung (z.B. bei Morbus Crohn, Malabsorptionssyndrom). Blutverluste durch Operationen, gastrointestinale Geschwüre oder starke Menstruationsblutungen führen ebenfalls zum Eisendefizit. Denn mit jedem Milliliter Blut gehen dem Körper etwa 0,4 mg Eisen verloren. Somit überrascht auch nicht, dass laut einer deutschen Studie 40 % der jungen Frauen erschöpfte Eisenspeicher aufweisen. Ein Abrutschen in die Eisenmangelanämie ist dann nicht mehr weit – so wie bei Sabrina Stein* in unserem Rezeptbeispiel.

Am besten solo

Ferro sanol® duodenal enthält einen Eisen-II-glycin-sulfat-Komplex mit 100 mg Fe^{2+} pro Kapsel. Die Kapselhülle öffnet sich im Magen, doch die magensaftresistent überzogenen Pellets setzen das Eisen erst im Darm frei. Auf diese Weise sollen Magenreizungen reduziert werden. Wer sich beim Schlucken schwer tut, kann die Kapselhülle von Ferro sanol® duodenal öffnen und die Pellets unzerkaut mit viel Flüssigkeit hinunterschlucken.

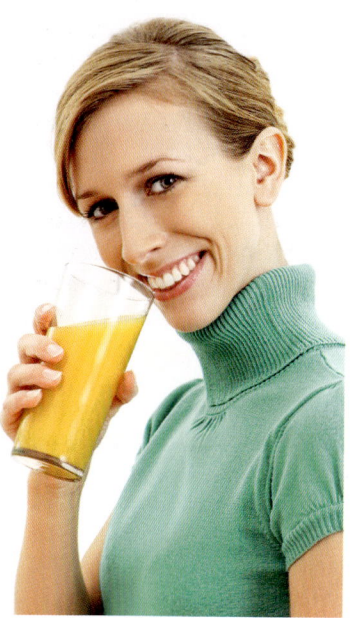

Abb. 4.3: Eisenpräparate sollten Ihre Kunden möglichst mit einem Vitamin-C-haltigen Getränk wie z.B. Orangensaft einnehmen, denn Ascorbinsäure verbessert die Eisenresorption.
Quelle: © helix / fotolia.de

Wie auf dem Rezept vom Arzt vermerkt, sollten Eisenpräparate nüchtern, am besten morgens, eingenommen werden. Daher erläutern Sie Ihrer Kundin: „… also mindestens eine halbe, besser eine Stunde vor dem Frühstück; alternativ zwei Stunden nach dem Essen." Und Sie liefern ihr auch gleich die Erklärung mit: „So kann der Darm das Eisen am besten aufnehmen. Gleichzeitige Nahrung mindert die Wirkstoffverwertung." Zum Nachspülen empfiehlt sich Wasser oder noch besser: ein Vitamin-C-haltiges Getränk (z.B. Orangensaft). Denn Ascorbinsäure schützt das zweiwertige Eisen vor Oxidation und fördert dessen Resorption. Ungeeignete Einnahmeflüssigkeiten sind dagegen Tee, Milch, Kaffee und Cola-Getränke, da sie alle die Eisenresorption stark beeinträchtigen.

Das geht gar nicht zusammen

Orale Eisenpräparate besitzen ein hohes Interaktionspotenzial. Da sich die meisten Wechselwirkungen leicht vermeiden lassen, sollten Sie Frau Stein auf jeden Fall über diesen Punkt aufklären: „Eisen neigt im Darm dazu, andere Arzneistoffe an sich zu binden, was deren Wirkung herabsetzt. Beherzigen Sie daher bitte die Faustregel: Mindestens einen zweistündigen Abstand zu anderen Medikamenten einhalten!" Die Liste möglicher Interaktionen ist zwar in Ihrer Apotheken-Software gespeichert. Die wichtigsten sollte man dennoch im Kopf haben – und das haben Sie vermutlich schon, denn es sind ähnliche wie bei den ebenfalls zweiwertigen Calcium- und Magnesiumpräparaten: Tetracycline, Bisphosphonate, L-Thyroxin, Levodopa, Fluorchinolone, Antazida.

Harmlos oder doch nicht?

Selbst wenn der Hb-Wert von Frau Stein bald wieder Normalwerte erreicht hat, wird der Arzt die Eisentherapie fortführen, um auch die körpereigenen Eisenreserven (Ferritin) wieder aufzufüllen. Das kann drei bis sechs Monate, in Einzelfällen noch länger dauern. Daher sind eine gute Verträglichkeit und Compliance für den Therapieerfolg wichtig. Doch leider können selbst magensaftresistente Eisen-Kapseln bei manchen Personen zu den Eisen-typischen gastrointestinalen Nebenwirkungen wie Durchfall, Blähungen oder Verstopfung führen. Um zu verhindern, dass Frau Stein die Therapie deswegen abbricht, erklären Sie ihr: „Falls die Kapseln bei Ihnen zu Aufruhr im Darm führen, nehmen Sie sie bitte trotzdem weiter ein – aber dann zum oder nach dem Essen. Die Wirkung ist dann zwar geringer, die Verträglichkeit jedoch besser!"

Aufgrund des nicht resorbierten Anteils färben Eisenpräparate den Stuhl schwarz. Damit Frau Stein deshalb nicht erschrickt, erklären Sie ihr noch, dass dies eine völlig harmlose Begleiterscheinung darstellt.

Worauf es beim Essen ankommt

Kunden wie Frau Stein interessieren sich natürlich dafür, wie sie zukünftig einem Eisenmangel durch richtige Ernährung vorbeugen können. Vegetarier haben es dabei besonders schwer. Denn Eisen kommt in pflanzlichen Nahrungsmitteln meist nur in geringer Konzentration vor. Zudem ist es daraus nur wenig verfügbar (3–8 %), da es häufig in dreiwertiger Form oder durch Begleitstoffe (Oxalate, Phytate, Tannine) gebunden vorliegt. Empfehlenswert sind Brokkoli, Sauerkraut, Blumenkohl und Tomaten. Zweiwertiges Häm-Eisen, wie es in Fleisch und Fisch vorkommt, kann der Körper wesentlich besser verwerten (bis zu 20 %). Doch bestimmt möchten Sie Frau Stein nicht zum Fleischkonsum animieren – ist auch nicht nötig, denn mit Kräuterblutsaft (Floradix® mit Eisen) oder Eisen angereichertem Saft von Rabenhorst etc. stehen Ihnen sinnvolle und Vegetarier-kompatible Alternativen aus der Apotheke zur Verfügung!

Eisenlieferanten

» Gute Eisenlieferanten zeichnen sich nicht allein durch einen hohen Eisengehalt, sondern auch durch wenige Hemmstoffe der Eisenresorption aus.

Das Wichtigste in Kürze

- » *Eisenpräparate möglichst nüchtern einnehmen*
- » *Mit Wasser oder Vitamin-C-haltigem Getränk schlucken*
- » *Nicht zusammen mit Kaffee, Tee, Milch, Cola*
- » *Ferro sanol®duodenal Kapseln dürfen geöffnet und die Pellets mit Flüssigkeit eingenommen werden*
- » *Wegen Wechselwirkungsgefahr mindestens zweistündigen Abstand zu anderen Medikamenten einhalten*
- » *Eisenpräparate müssen gewöhnlich über viele Wochen eingenommen werden*
- » *Gastrointestinale Nebenwirkungen können durch Einnahme zum Essen vermindert werden – allerdings ist dann die Resorption geringer*
- » *Dunkle Stuhlverfärbung ist völlig harmlos*
- » *Aus tierischen Lebensmitteln ist Eisen besser verwertbar als aus pflanzlichen.*

5. Atemwegserkrankungen

In der Selbstmedikation stellen Atemwegserkrankungen das Beratungsthema Nr. 1 in der Apotheke dar. Auf Rezept haben Sie als PTA dagegen mehr mit Medikamenten gegen Asthma, COPD oder allergische Erkrankungen zu tun. Patienten, die schon seit Jahren die gleichen Arzneimittel verschrieben bekommen, kennen sich damit längst aus – sollte man meinen. Doch wie Sie aus Erfahrung bestimmt bestätigen können, läuft in der Praxis bei vielen Anwendern auch und gerade in der Langzeittherapie von Atemwegserkrankungen oft einiges schief. Hier besteht also bei der Rezeptbelieferung noch jede Menge Beratungsbedarf!

5.1 Asthma

In Deutschland leiden rund 8 % der Bevölkerung an Asthma bronchiale. Eine Apotheke versorgt somit hierzulande im Schnitt mehr als 300 Asthma-Patienten. Da diese chronische Atemwegserkrankung in der Regel eine Dauerbehandlung erfordert, wozu sich nur eine begrenzte Anzahl von Wirkstoffgruppen etabliert hat, wiederholen sich die Verordnungen regelmäßig. Daher lohnt es sich, die wichtigsten Abgabehinweise dazu im Kopf zu haben. Damit lässt sich selbst das Arzneimittel-Handling eines erfahrenen Patienten oft noch optimieren.

Asthma ist eine chronische Atemwegserkrankung, bei der komplexe Entzündungsvorgänge in den Bronchien ablaufen. Zu den typischen Symptomen zählen eine anfallsweise Verengung der Atemwege, die mit Luftnot, Hustenreiz und zäh-glasigem Auswurf einhergeht. An diesem Krankheitsgeschehen sind verschiedene entzündungsfördernde Zellen (z.B. Mastzellen, Eosinophile) und Mediatoren (z.B. Histamin, Bradykinin) beteiligt. Eine Schlüsselrolle scheinen dabei die Leukotriene, Stoffwechselprodukte der Arachidonsäure, zu spielen. Sie gelten als die stärksten Bronchienverenger.

Stufen-Therapie

Abgestimmt auf das entzündliche Krankheitsgeschehen, bilden antientzündliche Medikamente heute die tragende Säule der Asthmatherapie. In der Regel orientieren sich die Ärzte bei der Verordnung an anerkannten Therapieleitlinien, die eine stufenweise Medikation je nach Schweregrad (Stadium I-IV) empfehlen. Dabei werden ab Stadium II rasch wirkende Bedarfspräparate („Reliever", z.B. kurzwirksame β_2-Sympathomimetika) mit langfristig antientzündlichen Dauermedikamenten („Controller", z.B. Corticoide, Theophyllin, Leukotrien-Antagonisten) kombiniert.

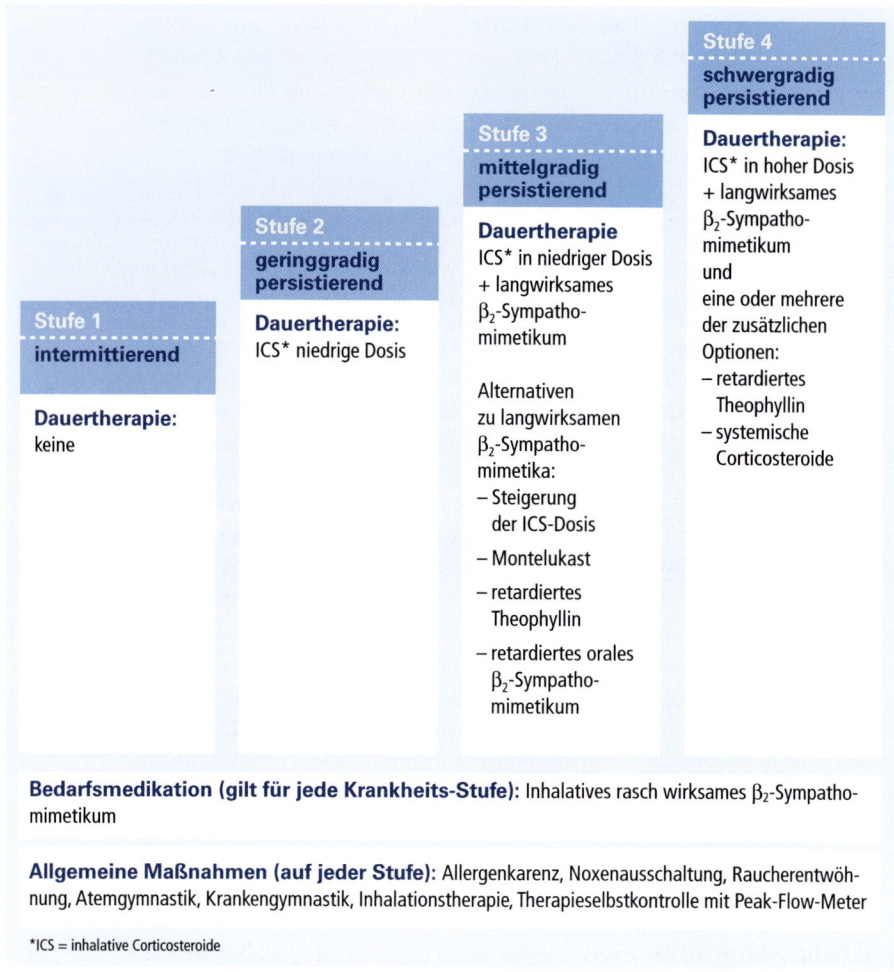

Abb. 5.1: Stufenplan für die Langzeittherapie des Asthma bronchiale bei Erwachsenen.
Quelle: Nach Nationale Versorgungsleitlinie Asthma 2005

Asthma 5

Zwei Wirkprinzipien

» Die in der Asthma-Therapie eingesetzten Arzneistoffe verfolgen im Wesentlichen zwei Wirkprinzipien:
  » Erweiterung der Atemwege (Reliever)
    – β_2-Sympathomimetika
    – Theophyllin
  » Entzündungshemmung (Controller)
    – Cortison
    – Cromoglicinsäure bzw. Nedocromil
    – Leukotrien-Antagonist

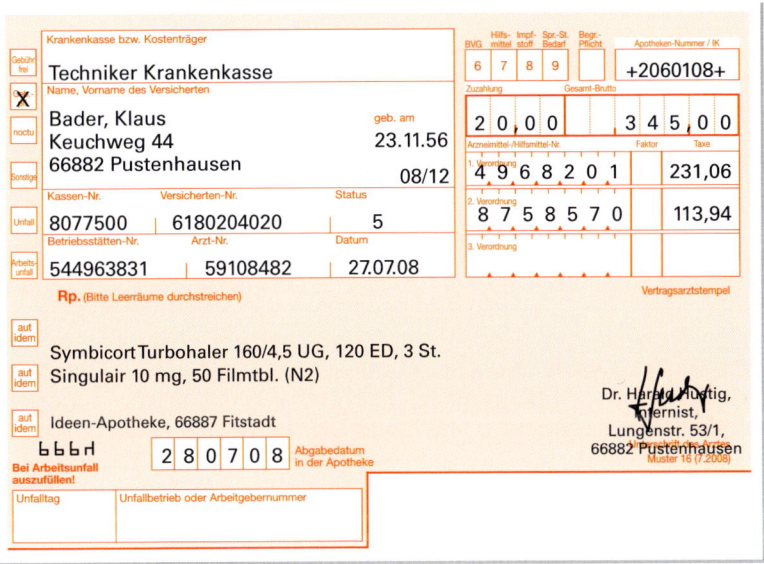

Klassische Kombination

Herr Klaus Bader* (51 Jahre) hat mit dem Symbicort® Turbohaler® 160/4,5 ein gängiges Kombipräparat zur inhalativen Dauertherapie verschrieben bekommen. Es enthält mit Budesonid (160 µg/Einzeldosis) ein inhalatives, entzündungshemmendes Corticoid und mit Formoterol (4,5 µg/Einzeldosis) ein langwirksames, bronchienerweiterndes β_2-Sympathomimetikum. Deren Kombination in einem Gerät verbessert die Compliance des Patienten. Normalerweise wird morgens und abends damit inhaliert. Doch fragen Sie Herrn Bader sicherheitshalber, wie oft er das Präparat wirklich anwendet!

Hat er es in letzter Zeit häufiger als vorgesehen benötigt, deutet das auf eine nicht optimale Symptomenkontrolle hin, was vom Arzt überprüft werden sollte.

Erklären statt nur verharmlosen

Es ist wichtig, Asthmapatienten immer wieder klar zu machen, dass inhalierte Cortisonverbindungen kaum ins Blut gelangen und daher viel weniger Nebenwirkungen haben als Cortisontabletten. Zudem wird Budesonid von der Leber sehr schnell abgebaut. Bei langfristiger Inhalation hoher Dosen sind Cortison-typische Nebeneffekte allerdings nicht völlig von der Hand zu weisen.

Unmittelbar spüren wird Herr Bader jedoch vermutlich eher Nebenwirkungen des Formoterols. Diese können sich vor allem zu Beginn der Therapie bei hohen Dosen in Händezittern, Pulsbeschleunigung und allgemeiner Unruhe äußern.

1 + 1 ist mehr als 2

Budesonid greift als lokal stark wirksames Glucocorticoid auf mehreren Ebenen ins Entzündungsgeschehen ein. So werden u.a. die Bildung von Entzündungsmediatoren gedrosselt, die Aktivität von Entzündungszellen gebremst und die Synthese von β_2-Rezeptoren erhöht. Letzteres erklärt, weshalb Corticoide die Wirkung von β_2-Sympathomimetika verstärken (synergistische Wirkung). Doch diese Vorgänge brauchen ihre Zeit, weshalb Cortisonpräparate bei Asthma kontinuierlich angewendet werden müssen.

Formoterol ist ein Controller zur bronchienerweiternden Dauertherapie. Durch seine kompetitive, weitgehend selektive Blockade von β_2-Rezeptoren lässt es die verkrampfte Bronchialmuskulatur erschlaffen. Vermutlich bildet das lipophile Molekül im Zielgewebe ein Depot, weshalb seine Wirkung bis zu 12 Stunden anhält.

Gerät richtig vorbereiten

Auch wenn Herr Bader den Turbohaler® schon kennt, stellt sich die Frage, ob er ihn auch richtig anwendet. Beim Laden muss das Gerät aufrecht gehalten werden. Nur dann kann sich die Dosierkammer beim Hin- und

Herdrehen des Dosierrads mit der exakten Menge Wirkstoffmischung füllen. Weisen Sie Ihren Kunden darauf hin, dass das Dosierrad in beide Richtungen zum Anschlag, erkennbar an einem Klickgeräusch, gedreht werden muss. Mehrfaches Hin- und Herdrehen birgt keine Überdosierungsgefahr, weil der Überschuss automatisch in den Vorratsbehälter zurückgeführt wird. Das Zählwerk läuft allerdings bei jedem Ladevorgang weiter. Nach dem Laden sollte man Erschütterungen des Geräts (z.B. durch hartes Abstellen) vermeiden und umgehend inhalieren.

Auch beim eigentlichen Inhaliervorgang passieren in der Praxis immer noch jede Menge Fehler. Lassen Sie im HV daher nicht nach, Ihren Kunden die korrekte Inhalationstechnik zu erklären (siehe Kasten).

> **Richtig inhalieren – so geht's**
>
> » Ohne das Gerät **tief ausatmen**
> » **Mundstück** mit den Lippen **fest umschließen**
> » Mit einem **tiefen Zug Luft** gleichmäßig einziehen
> » Gerät absetzen und Luft für **einige Sekunden anhalten**
> » Langsam **durch die Nase ausatmen**
> » **Schutzkappe** sofort wieder aufsetzen.

Richtige Anwendungstechnik

Was selbst Langzeitinhalierer wie Herr Bader oft nicht wissen: Cortisonhaltige Inhalationspräparate sollte man vor einer Mahlzeit anwenden oder den Mund nach dem Inhaliervorgang gründlich ausspülen. So lässt sich das Soor-Risiko – eine typische Nebenwirkung inhalativer Corticoide – deutlich reduzieren.

Sobald die Null im Fenster des Turbohaler®-Zählwerks erscheint, kann Herr Bader das Gerät zwar noch betätigen, es dosiert aber nicht mehr korrekt. So hat schon mancher in dem Glauben, das Gerät sei noch gefüllt, weil das enthaltene Trockenmittel stets ein Schüttelgeräusch erzeugt, nur noch Luft inhaliert.

Umgekehrt behaupten Kunden immer wieder: „Aus dem Gerät kommt ja gar nichts raus!", da sie die winzigen Mengen des inhalierten Pulvers weder spüren noch schmecken. Dies können Sie in der Apotheke einfach überprüfen: Man legt ein dünnes dunkles Tuch über das Mundstück und lässt den Patienten dadurch inhalieren. Dann müsste sich auf dem Tuch ein weißer Niederschlag des Wirkstoffpulvers zeigen.

Atemwegserkrankungen

Was leistet Montelukast?

Montelukast (Singulair®) ist ein Vertreter der noch relativ neuen Leukotrien-Antagonisten, die selektiv Leukotrien-Rezeptoren blockieren. Das Präparat ist beim Asthma jedoch für Erwachsene nur zur oralen Zusatztherapie (Add-on-Therapie) zugelassen (für Kinder bis 14 Jahren auch zur Monotherapie). Vorteil für Herrn Bader: Montelukast trägt zur bronchienerweiternden, entzündungshemmenden Therapie bei, gilt als nebenwirkungsarm und verträgt sich dabei gut mit anderen Asthmamedikamenten. Die Tabletten müssen abends regelmäßig, auch bei Beschwerdefreiheit, eingenommen werden. Ihre Wirkung setzt bereits nach einem Tag ein.

Nichts für den Notfall!

Viele Asthmapatienten müssen erst noch darüber aufgeklärt werden, dass ihnen im akuten Asthmaanfall Medikamente wie Symbicort® oder Singulair® trotz Dosissteigerung wenig nützen. Denn in dieser Situation sind kurzwirksame inhalierbare β_2-Sympathomimetika notwendig. Für Ihren Hinweis „Halten Sie stets ein schnellwirksames Asthmainhalat griffbereit!" ist Ihnen Herr Bader bestimmt dankbar – spätestens, wenn er sich im Akutfall damit Linderung verschaffen kann.

Das Wichtigste in Kürze

» *Symbicort® Turbohaler® wird normalerweise regelmäßig morgens und abends angewendet, eine höhere Frequenz sollte hinterfragt werden*
» *Inhaliertes Cortison ist verglichen mit Cortisontabletten nebenwirkungsärmer*
» *Vor allem zu Therapiebeginn kann Formoterol Händezittern, Pulserhöhung und innere Unruhe verursachen*
» *Den Turbohaler® aufrecht halten, durch Hin- und Herdrehen des Dosierrads bis zum Klickgeräusch laden, keine Überdosierungsgefahr, Erschütterungen vermeiden*
» *Leerer Turbohaler® erzeugt wegen Trockenmittel noch Schüttelgeräusch*
» *Richtige Inhaliertechnik erklären: kräftig einatmen, Luft anhalten, durch Nase langsam ausatmen*
» *Mund nach Inhaliervorgang ausspülen*
» *Symbicort® und Singulair® sind nicht für den Notfall geeignet.*

5.2 COPD

Sie ist zwar weniger bekannt als Asthma, aber inzwischen schon häufiger: die chronisch obstruktive Bronchitis (COPD). Diese Lungenerkrankung wird bald auf Platz 3 der häufigsten Todesursachen vorgerückt sein. Die Medikation ähnelt zwar oft einer Asthma-Therapie, doch Tiotropium (Spiriva®) aus unserem Rezeptbeispiel ist ausschließlich bei COPD indiziert. Auch das Applikationsgerät (Respimat®) unterscheidet sich von anderen Inhaliersystemen. Daher benötigen selbst inhaliererfahrene Kunden hier Ihre Hilfestellung.

Die Abkürzung „COPD" steht für „chronic obstructiv pulmonary disease" und umfasst die chronisch obstruktive Bronchitis und das Lungenemphysem. Während die COPD bis vor kurzem noch als Männerkrankheit galt, haben Frauen mit dem zunehmenden Anteil Raucherinnen in der COPD-Statistik aufgeholt. Denn Zigarettenkonsum stellt mit 80 % die mit Abstand häufigste Krankheitsursache dar. Der beste Rat für Betroffene und für jeden, der keiner werden möchte, ist somit: Finger weg von Zigaretten!

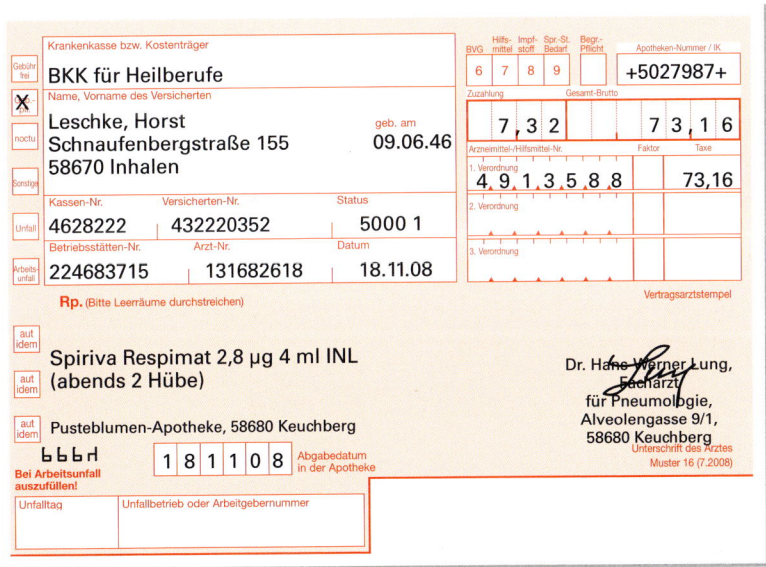

AHA-Symptome

Die COPD entwickelt sich über viele Jahre unbemerkt, schreitet aber kontinuierlich voran. Als Erstes bemerken die Patienten Atemnot bei körperlicher Anstrengung. Denn als Reaktion auf die Schadstoffbelastung verengen sich allmählich die Bronchien, die Schleimproduktion nimmt zu und der Körper versucht, die Atemwege durch Husten zu reinigen. Die „AHA-Symptome" Auswurf, Husten, Atemnot sind daher charakteristisch für COPD. Aufgrund der verminderten Sauerstoffversorgung kommen im fortgeschrittenen Stadium oft noch körperliche Abgeschlagenheit, Konzentrationsstörungen etc. hinzu.

Tabelle 5.2: COPD ist nicht gleich Asthma. Obwohl die Patienten in beiden Fällen unter Husten und Atemnot leiden, lassen sich Asthma und COPD medizinisch voneinander unterscheiden.

Asthma	COPD
Reversible Bronchienverengung	Wenig reversible Atemwegsverengung
Wechselnde Beschwerdestärke	Kontinuierliche Symptome
Unproduktive Hustenanfälle	Eher produktiver Husten, vor allem morgens
Basis sind oft Allergien	Hauptursache ist das Rauchen
Betrifft v.a. Kinder und Jugendliche	Patienten sind meist über 40 Jahre alt
Plötzlicher Beginn	Allmählich zunehmende Beschwerden

Wie wirkt Tiotropium?

Tiotropium (Spiriva®) ist das einzige langwirksame Anticholinergikum, das zur Symptomlinderung bei COPD zugelassen ist. Sein Wirkmechanismus besteht in der kompetitiven Blockade von Muskarin-Rezeptoren, wodurch die bronchienverengende Wirkung des körpereigenen Acetylcholins gehemmt wird. Tiotropium besetzt zwar verschiedene Subtypen des M-Rezeptors, doch am M_3-Typ haftet es am längsten, was seine spezifische, über 24 Stunden anhaltende bronchienerweiternde Wirkung erklärt.

Nachfragen ist gefragt

Konkreter Fall: Ein guter Kunde, Herr Leschke*, legt Ihnen sein Rezept über Spiriva® Respimat® auf den HV-Tisch. Das Präparat ist vorrätig und Sie fragen wie üblich nach, ob er sich damit auskennt. Er antwortet selbstbewusst: „Ach, als alter Hase im Inhalieren ist das kein Problem für mich!"

Nun gibt es die Möglichkeit der raschen Kundenabfertigung („okay, kostet 7,32 Euro ....") oder der kundenorientierten Beratung. Denn selbst wenn Herr Leschke das Präparat schon kennt, macht er mit rund 80%iger Wahrscheinlichkeit dabei Fehler (siehe VITA-Studie im Kasten). Lassen Sie sich also ruhig mal seine Inhaliertechnik vorführen. Stellt sich wie in unserem Beispiel heraus, dass Herr Leschke zwar schon viele Inhaliersysteme, aber noch nie den Respimat® angewendet hat, besteht erst recht Informationsbedarf.

Messbarer Beratungserfolg

» Schon die einmalige Beratung in der Apotheke über die korrekte Inhalationstechnik senkt die Rate an Anwendungsfehlern um 65 %! Das hat eine aktuelle Untersuchung gezeigt (VITA-Studie = Verbesserung der Inhalationstechnik von Menschen mit Asthma und COPD in Apotheken). Dabei wurde der Inhaliervorgang von 750 erwachsenen Patienten, die durchschnittlich seit 11 Jahren Inhalativa anwendeten, in Apotheken überprüft. Vor dem Beratungsgespräch machten 79 % der Patienten Inhalierfehler, nach einmaliger Beratung in der Apotheke sank die Fehlerquote auf 28 %.

| Schritt für Schritt

Jede Packung Spiriva® Respimat® (auch Mehrfachpackung) enthält den Inhalator und separat eine wirkstoffbefüllte Patrone. Beim ersten Mal sollten Sie Ihrem Kunden das Einlegen der Patrone vorführen. (Zum Üben kann ein Placebo-Respimat® bei der Firma angefordert werden). Sie erklären: „Das Präparat hat keine Sofortwirkung, sondern ist zur Daueranwendung vorgesehen – zwei Hübe einmal täglich stets zur gleichen Tageszeit". Nun zeigen Sie Herrn Leschke das Gerät: „Diesen seitlichen Knopf drücken und das durchsichtige Gehäuseunterteil abziehen. Dann die Wirkstoffkartusche mit dem schmalen Ende voraus bis zum Einrasten einschieben." Das Kartuschenende bleibt immer noch

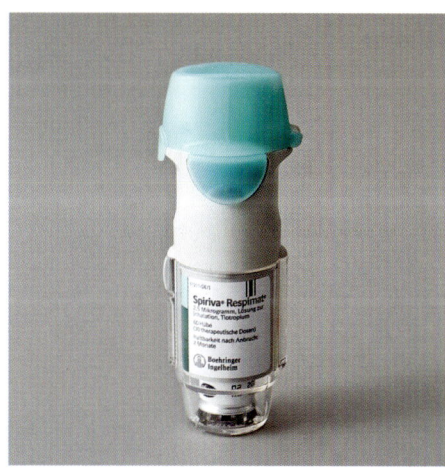

Abb. 5.2: Die korrekte Umgang mit dem Spiriva® Respimat® ist in wenigen Sätzen erklärt – und genau diese wenigen Sätze sind oft die entscheidenden! Quelle: Boehringer Ingelheim Pharma GmbH & Co. KG

ein Stück sichtbar. Dann wird das Gehäuse wieder geschlossen und die Patrone verbleibt bis zur letzten Dosis im Gerät.

Der eigentliche Sprühvorgang

Nun folgt zunächst das Anpumpen: „Bei geschlossener Schutzkappe drehen Sie das Unterteil des senkrecht gehaltenen Geräts eine halbe Drehung nach rechts bis zum Einrastgeräusch." Bei Hörproblemen kann Herr Leschke das Gerät auf eine Holztischplatte oder einen anderen Resonanzkörper auflegen. Dann wird die Schutzkappe geöffnet und der nun freiliegende Auslöseknopf betätigt. Dabei das Gerät vom Körper weghalten. Der Vorgang muss ca. dreimal wiederholt werden, bis ein gleichmäßiger, inhalierfähiger Sprühnebel entsteht. Nun ist das Gerät einsatzfähig: „Erst atmen Sie tief aus, umschließen dann das Mundstück des nun waagrecht gehaltenen Inhalators mit den Lippen und drücken den Auslöser. Jetzt tief durch den Mund einatmen, die Luft etwa 10 Sekunden anhalten und langsam durch die Nase ausatmen." Da der Sprühnebel bis zu 1,5 Sekunden anhält, muss Herr Leschke beim Respimat® nicht besonders ruckartig inhalieren. Wichtiger Warnhinweis: Den Sprühnebel nicht ins Auge bringen – Glaukomgefahr!

Weitere praktische Tipps

Hat der Füllstandsanzeiger die rote Marke erreicht, sind noch etwa 14 Hübe im Gerät enthalten. Im Leerzustand lässt es sich nicht mehr spannen. Einmal pro Woche sollten Mundstück und Metalldüse mit einem feuchten Tuch gereinigt werden. Da das Präparat zu Beginn häufig Mundtrockenheit verursacht, ist ein nützlicher Zusatztipp: „Bei Mundtrockenheit sollten Sie auf besonders gründliche Zahnhygiene achten, damit das Kariesrisiko nicht steigt."

Natürlich könnte Herr Leschke einige dieser Erklärungen auch dem Beipackzettel entnehmen. Doch erfahrungsgemäß können nur wenige Endverbraucher das Kleingedruckte umsetzen. Außerdem prägen sich die von Ihnen erklärten Handgriffe beim Patienten wesentlich besser ein als Erläuterungen anonymer Packungsbeilagen.

Bronchitis 5

Das Wichtigste in Kürze

» *Spiriva® muss beschwerdeunabhängig regelmäßig einmal täglich mit zwei Hüben angewendet werden*
» *Kartusche mit schmalem Ende voraus und mit sanftem Druck einlegen*
» *Ca. 3-maliges Anpumpen vor der ersten Anwendung notwendig*
» *Spannen durch Drehen um 180 Grad bis zum Einrastgeräusch*
» *Ausatmen, Auslöser betätigen, langsam und tief einatmen, Luft kurz anhalten, durch Nase ausatmen*
» *Bei Mundtrockenheit auf gute Zahnhygiene achten*
» *Wöchentlich Mundstück und Düse feucht abwischen*
» *Sprühnebel nicht ins Auge bringen.*

5.3 Bronchitis

Ein Apothekentag wie jeder andere: Zum wiederholten Mal haben Sie ein Rezept über ein Antibiotikum plus Hustenstiller zu beliefern – Infekte haben offensichtlich gerade Hochsaison. Rasch ist die Dosierung „4 x 1" vom Rezept abgeschrieben, abkassiert und alles eingetütet – doch dafür haben Sie Ihre anspruchsvolle PTA-Ausbildung bestimmt nicht gemacht, oder? Fachlich gut informiert und dazu motiviert, immer noch ein bisschen besser zu werden, können Sie Ihren Kunden auch bei derartigen Alltagsrezepten weitaus mehr mit auf den Weg geben als nur eine hübsche Tüte.

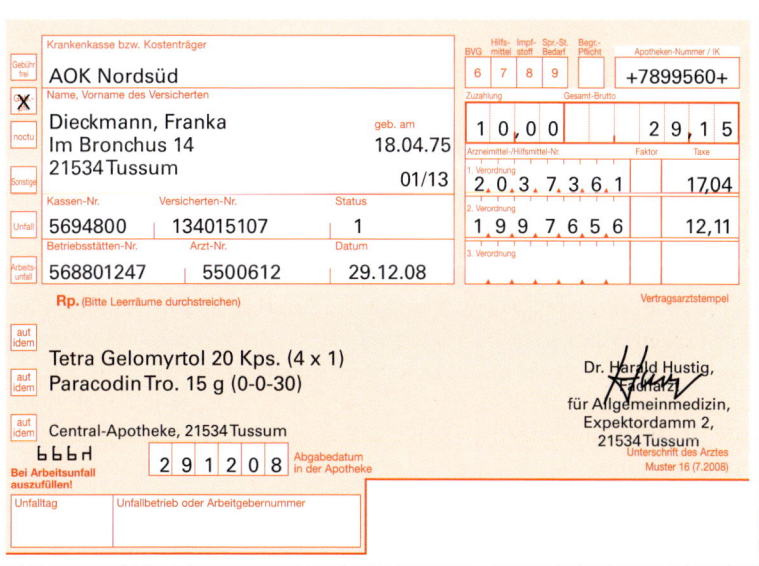

Die Erkältungssaison ist mal wieder in vollem Gange. Auch Frau Franka Dieckmann* hat sich einen kräftigen Infekt eingehandelt, der nun auf ihren Bronchien sitzt. Da sich der gelbgrüne Auswurf hartnäckig hält und sie nachts der Hustenreiz quält, war Frau Dieckmann auf Anraten ihrer Stammapotheke beim Arzt. Dieser hat ihr nun ein Antibiotikum (Tetra-Gelomyrtol®) plus Antitussivum (Paracodin®) verschrieben. Die Standarddosierung dazu können Sie inzwischen vermutlich schon auswendig nennen. Mindestens genauso wichtig ist, der Kundin zu erklären, worauf sie sonst noch achten sollte.

Ihr Fachwissen kurz aufgefrischt

Oxytetracyclin, das Antibiotikum in Tetra-Gelomyrtol®, gehört zur Gruppe der Tetracycline. Diese Breitbandantibiotika hemmen das Bakterienwachstum, indem sie sich an die Ribosomen in den Bakterienzellen anheften und damit deren Proteinbiosynthese unterbinden. Außerdem enthält das Präparat mit Myrtol ein (auf Limonen, Cineol, α-Pinen) standardisiertes ätherisches Öl, das expektorierend wirken soll. Inwieweit es das Bronchialsekret verflüssigt und das Flimmerepithel zur Selbstreinigung stimuliert, wird kontrovers diskutiert. Jedenfalls sind nach der Einnahme im Blut Myrtol-Bestandteile nachweisbar, die teilweise über die Lunge abgeatmet werden.

Dihydrocodein (Paracodin®) ist ein zentral wirksames Antitussivum. Der Wirkstoff blockiert im Gehirn den Hustenreflex und unterdrückt damit den Hustenreiz. Eingesetzt wird Dihydrocodein zur Kurzzeitbehandlung eines Reizhustens.

Unverzichtbare Abgabehinweise

Die meisten Erkältungskrankheiten werden durch Viren verursacht. Doch bei Frau Dieckmann ist es anscheinend zu einer bakteriellen Superinfektion gekommen. So hat jedenfalls ihr Arzt den hartnäckigen gelbgrünen Auswurf gedeutet und daher ein Antibiotikum verschrieben. Wie außen auf der Faltschachtel von Tetra-Gelomyrtol® aufgedruckt, muss 4-mal täglich eine Kapsel eine halbe Stunde vor dem Essen eingenommen werden, und zwar am besten mit viel kaltem Leitungswasser. In warmer Flüssigkeit lösen sich die Kapseln zu rasch auf und das Myrtol könnte den Magen reizen. Wie bei jeder Antibiotika-Therapie gilt auch hier: „Selbst wenn sich die Beschwerden rasch bessern, das Präparat keinesfalls vorzeitig absetzen!"

Da Tetracycline mit mehrwertigen Metallionen nicht resorbierbare Komplexe bilden, ist folgender Abgabehinweis wichtig: „Damit Ihr Antibiotikum richtig wirken kann, sollten Sie mindestens zwei Stunden zeitlichen Abstand zur Einnahme von Mineralstoffen wie z.B. Zink, Magnesium, Calcium sowie zu magensäurebindenden Tabletten einhalten." Aus demselben Grund darf das Präparat auch nicht mit Milch oder Milchprodukten, die bekanntlich viel Calcium enthalten, eingenommen werden.

Auch darauf hinweisen

Wie viele Antibiotika kann auch Oxytetracyclin Magen-Darm-Beschwerden verursachen und die Schutzwirkung oraler Kontrazeptiva beeinträchtigen. Nimmt Frau Dieckmann die Pille ein, sollten Sie sie daher auf die Notwendigkeit zusätzlicher Verhütungsmaßnahmen im jetzigen Zyklus hinweisen. Wegen des photoallergenen Potenzials des Tetracyclins muss Ihre Kundin außerdem wissen, dass die Haut während der Antibioitika-Therapie besonders lichtempfindlich ist und daher Sonnenbäder oder ein Solariumbesuch jetzt tabu sind. Bereiten Sie Ihre Kundin außerdem darauf vor, dass das Präparat durch die abgeatmeten ätherischen Ölanteile einen Eukalyptusartigen Geschmack verursachen kann.

Den Hustenstiller zur Nacht

Bestimmt kennen Sie die Faustregel: Kein Antitussivum zum Expektorans, da sonst der losgelöste Schleim nicht abgehustet werden kann. Doch die zeitversetzte Einnahme, also tagsüber den Schleimlöser und zur Nacht den Hustenblocker, ist durchaus sinnvoll, wenn ein Bronchitis-Patient wie Frau Dieckmann nachts vor lauter Hustenreiz nicht schlafen kann. Hat der Arzt es noch nicht erklärt, holen Sie das nun nach: „Diese Tropfen stoppen Ihre Hustenattacken, so dass Sie nachts trotz Bronchitis schlafen können. Nehmen Sie von dem Präparat 30 Tropfen ein, jedoch nur abends vor dem Zubettgehen, schließlich soll der Körper tagsüber den Schleim beim Husten loswerden können."

Worauf ist bei der Einnahme zu achten?

Im Gegensatz zum Oxytetracyclin sind vom Dihydrocodein keine Interaktionen mit Nahrungsmitteln bekannt. Die Tropfen dürfen daher sogar mit Speisen und Getränken vermischt eingenommen werden – nur nicht zusammen mit Alkohol, sonst kann die Reaktionsfähigkeit zu stark beeinträchtigt sein. Sie sagen Frau Dieckmann daher kurz und bündig: „Während der Anwendung von Paracodin® auf Alkohol verzichten." Selbst bei bestimmungsgemäßer Einnahme kann vor allem zu Therapiebeginn die Reaktionsfähigkeit herabgesetzt und damit das Autofahren problematisch sein. Nicht nur weil Dihydrocodein ein Abhängigkeitspotenzial (psychisch und physisch) besitzt und seine Wirkung mit der Einnahmedauer nachlässt (Toleranz), sondern auch weil ein therapieresistenter Husten stets vom Arzt beurteilt werden muss, erinnern Sie Frau Dieckmann: „Wenn sich Ihre Beschwerden binnen ca. 14 Tagen wider Erwarten nicht bessern, sollten Sie sich erneut an Ihren Arzt wenden."

Auch daran gilt es zu denken

Klären Sie Ihre Kundin ehrlich darüber auf, mit welchen Nebenwirkungen sie bei diesem Hustenblocker am ehesten zu rechnen hat: Übelkeit, Verstopfung, Schläfrigkeit und leichte Kopfschmerzen treten am häufigsten auf. Achtung: Sind Ihnen von Ihrer Stammkundin Suchtprobleme, Anfallsleiden oder Asthmabeschwerden bekannt, sollten Sie sich vor Abgabe des Medikaments mit dem verschreibenden Arzt kurzschließen. Schließlich ist das Präparat in diesen Fällen kontraindiziert.

Noch ein ganz praktischer Tipp für Frau Dieckmann: „Die Wirkstofflösung befindet sich bei diesem Präparat in einem Fläschchen mit kindersicherem Verschluss. Beim Öffnen muss man also gleichzeitig drücken und drehen. Zur Tropfenentnahme halten Sie das Gefäß unter leichtem Druck senkrecht nach unten."

Und nicht vergessen: Trotz bzw. gerade bei ärztlichen Verordnungen für Hustenpatienten bieten sich viele sinnvolle Zusatzempfehlungen an. Im Fall von Frau Dieckmanns Bronchitis könnten das sein: Bronchialbalsam, Erkältungsbad, Hustentee, pflanzliches Immunstimulans, Zinkpräparat, Multivitamintabletten und, und, und .....

Das Wichtigste in Kürze
» *Das Antibiotikum Tetra-Gelomyrtol® regelmäßig 4-mal täglich ½ Stunde vor dem Essen mit kaltem Wasser*
» *Wegen Komplexbildungsgefahr mehrstündigen Abstand zur Einnahme von Metallionen-haltigen Medikamenten oder Milchprodukten einhalten*

> » Wegen möglicher Hautreaktionen starke UV-Lichtexposition meiden
> » Kunden auf den Geschmack nach ätherischem Öl vorbereiten
> » Den Hustenblocker Paracodin® abends einnehmen; auf Alkohol verzichten
> » Falls sich keine Besserung einstellt, zum erneuten Arztbesuch raten.

5.4 Heuschnupfen

Es sind weniger die sensationellen, lebensrettenden Maßnahmen, die den Nutzen einer kompetenten Beratung ausmachen. Vielmehr bestimmen im Apothekenalltag die kleinen, unspektakulären, dafür aber kundenorientierten Hinweise den Wert eines Verkaufsgesprächs. Dies gilt nicht nur in der Selbstmedikation, sondern auch bei der Arzneimittelabgabe auf Rezept. Wie solche nützlichen Tipps bei der Belieferung eines Rezepts für einen Heuschnupfenpatienten aussehen könnten, zeigt folgendes Rezeptbeispiel.

Kaum hat die Pollensaison begonnen, schon leiden wieder mehrere Millionen Heuschnupfler unter Niesattacken, Laufnase, Atembehinderung und tränenden Augen. Da Heuschnupfen (Pollinosis) nicht nur lästig ist, sondern auch gravierende Folgen wie z.B. eine Nebenhöhlenbeteiligung oder den Etagenwechsel zum Asthma nach sich ziehen kann, muss diese Erkrankung ernst genommen werden. Sie wird daher immer häufiger mit rezept-

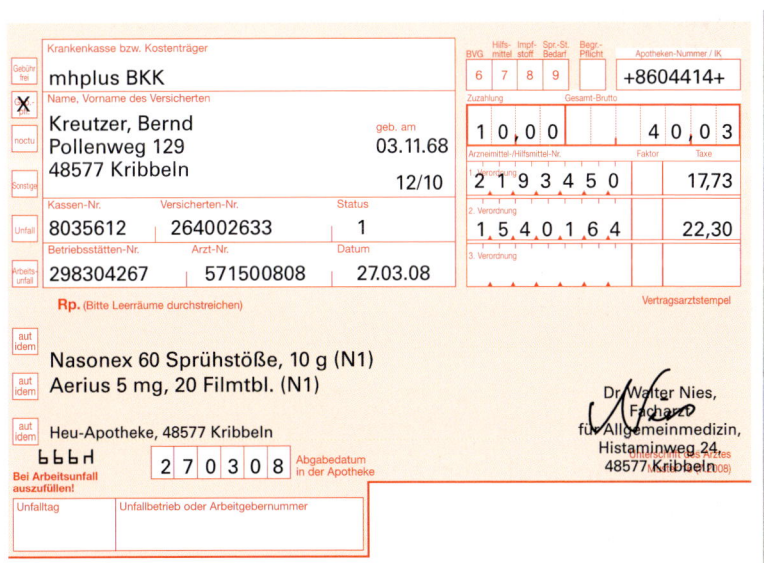

pflichtigen Medikamenten behandelt. Eine zentrale Rolle spielen dabei Cortison-Nasensprays und moderne orale H_1-Antihistaminika. Damit kann der Kern der Erkrankung, die allergische Entzündung der Nasenschleimhaut, in den meisten Fällen erfolgreich behandelt werden.

Ein typischer Betroffener

Nachdem seine Heuschnupfenbeschwerden gleich zum Auftakt der Pollensaison besonders intensiv waren, hat sich Herr Bernd Kreutzer* (39 Jahre) auf Anraten einer PTA aus seiner Apotheke beim Hausarzt vorgestellt. Dieser hat ihm, sowohl um die akuten Beschwerden seiner Gräserpollenallergie zu lindern als auch ein Übergreifen der allergischen Entzündung auf andere Schleimhäute zu verhindern, Nasonex® Nasenspray und Aerius® Tabletten verordnet.

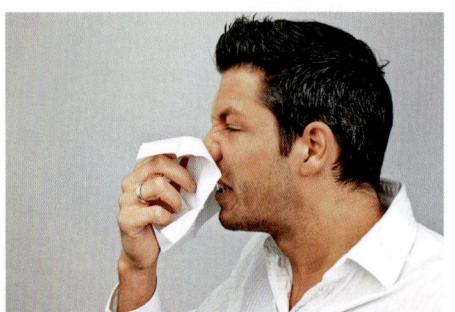

Abb. 5.3: Die Pollensaison setzt vielen Menschen zu, auch unserem Beispielkunden Herrn Kreutzer*. Quelle: © dieexklusiven / fotolia.de

Cortison den Schrecken nehmen

Verschweigen Sie Herrn Kreutzer bei der Rezeptbelieferung nicht, dass Nasonex® Nasenspray mit Mometason ein Cortison enthält. Mündigen Patienten, die auch mal einen Blick in den Beipackzettel werfen, bleibt dies ohnehin nicht verborgen. Allerdings sollten Sie im gleichen Atemzug erklären: Cortison ist nicht gleich Cortison! Insbesondere moderne Corticoide, die wie Mometason speziell zur lokalen Anwendung auf der (Schleim-)Haut entwickelt wurden, haben nur noch ein minimales Nebenwirkungsrisiko. Sie sind daher mit der oralen Dauereinnahme hoher Cortisonmengen keineswegs zu vergleichen.

Gezielt lokal wirksam

Mometason (ein Cortison der Wirkstärke III) wirkt nach Einsprühen in die Nase auf der Schleimhaut effektiv antientzündlich. Im Blut ist nach nasaler

Applikation praktisch kein Wirkstoff nachweisbar. Sie können Ihrem Kunden also erklären: „Dieses Cortisonspray wirkt bei korrekter Anwendung ausschließlich lokal in der Nase. Damit entfallen die gefürchteten Cortison-typischen Nebenwirkungen." Nur in Einzelfällen kann es zu Nasenbluten oder anderen lokalen Reizerscheinungen kommen. Untersuchungen haben gezeigt, dass Mometason-Nasenspray selbst bei einjähriger Daueranwendung keine Schleimhautschädigung (Atrophie) hervorruft.

Konnten Sie mit dieser Form der Arzneimittelaufklärung Herrn Kreutzers Cortison-Skepsis entschärfen, haben Sie einen ganz entscheidenden Beitrag zur Patienten-Compliance und damit zum Therapieerfolg geleistet.

Praktische Tipps

Wichtig ist der Hinweis an Herrn Kreutzer, Nasonex® regelmäßig, also auch an Tagen ohne starke Heuschnupfenbeschwerden anzuwenden. Schließlich soll das Cortisonspray einen nachhaltigen Effekt erzielen. Hat der Arzt nichts anderes vorgesehen, gilt: 1-mal täglich zwei Sprühstöße in jedes Nasenloch. Den Kopf neigt man dabei leicht nach vorne. Das aufrecht gehaltene Fläschchen wird ins Nasenloch eingeführt, dann der Flaschenboden gedrückt und damit der Pumpmechanismus ausgelöst. Vor jeder Anwendung muss das Fläschchen geschüttelt werden. Beim ersten Mal ist mehrfaches Anpumpen notwendig, bis der feine Sprühnebel austritt. Zur regelmäßigen Reinigung wird das Nasenstück vorsichtig vom Vorratsbehälter abgezogen, mit warmem Wasser abgespült, getrocknet und anschließend wieder aufgesetzt.

Wozu noch Allergietabletten?

Auf die Frage von Herrn Kreutzer: „Warum muss ich denn auch noch Tabletten schlucken?", sollten Sie erklären, dass Aerius® einer anderen Wirkstoffgruppe angehört als Nasonex® und damit dessen Wirkung gut ergänzt. So hilft der Wirkstoff Desloratadin (Aerius®) sowohl gegen Niesreiz und verstopfte Nase als auch gegen tränende Augen, lästiges Gaumenjucken etc.

Bei diesem modernen Antihistaminikum handelt es sich um die aktive Wirkform von Loratadin. Desloratadin hemmt 24 Stunden lang die Histamin-vermittelten Allergiesymptome. Da Desloratadin selektiv an peripheren H_1-Rezeptoren angreift und nicht ins Gehirn gelangt, macht es im

Gegensatz zu älteren Substanzen praktisch nicht mehr müde. Wichtig für Herrn Kreutzer: Er sollte regelmäßig alle 24 Stunden eine Tablette – mit oder ohne Mahlzeit – mit Wasser einnehmen. Hat sein Arzt keine bestimmte Tageszeit dafür vorgesehen, kann Herr Kreutzer den regelmäßigen Einnahmezeitpunkt selbst wählen. Hierbei bietet sich die Tageszeit vor den erfahrungsgemäß individuell stärksten Symptomen an.

Wenn der Arzt schon alles erklärt hat ...

... bleibt für Sie in der Apotheke trotzdem noch jede Menge Beratungsstoff übrig: Hat Herr Kreutzer z.B. schon etwas von einer Nasendusche gehört, womit er seine Nasenschleimhaut pollenfrei spülen kann? Ist ihm bekannt, dass seine Apotheke auch Mundschutz und Pollenschutzmasken bereit hält, die er z.B. beim Rasenmähen tragen sollte? Hat Ihr Kunde vom häufigen Schnäuzen entzündete Nasenflügel, können Sie ihm z.B. mit Bepanthen® Nasensalbe helfen. Manche Pollengeplagte schwören auch auf deren Verwendung als Pollenschutzsalbe, wobei sie die Pollen vor dem Eindringen in die Nasenschleimhaut abfangen soll. Und hat der Arzt Herrn Kreutzer wirklich klargemacht, dass er ein abschwellendes Nasenspray nur im Ausnahmefall einsetzen sollte? Schließlich trocknen diese Präparate die Schleimhäute auf Dauer aus, ohne zur Linderung der eigentlichen Pollenallergie beizutragen.

Last but not least

Falls Herr Kreutzer über das Thema Heuschnupfen wirklich schon rundum aufgeklärt sein sollte, können Sie ihm z.B. einen Pollenflugkalender oder eine Allergiebroschüre, wie sie viele Pharmafirmen zur Abgabe an Kunden kostenlos anbieten, mitgeben. Dann wird Sie Herr Kreutzer bestimmt nicht nur als kompetente, sondern auch als aufmerksame ApothekenmitarbeiterIn in Erinnerung behalten!

5.5 Inhalationstherapie

Verleihen Sie in der Apotheke auch Pari-Boy®-Inhaliergeräte? Dann kommt Ihnen folgendes Szenario bestimmt bekannt vor: Ausgerechnet in der größten HV-Hektik überreicht Ihnen eine Frau mit ihrem röchelnden Kind auf dem Arm ein Rezept über einen Pari Boy® zum Verleih. Die Mutter kennt sich mit dem Gerät noch nicht aus, es besteht also intensiver Beratungsbedarf. Wer jetzt erst selbst im Anleitungsheftchen blättern muss, strapaziert nicht nur die Geduld seiner Kundin, sondern auch seine eigenen Nerven. Vergegenwärtigen Sie sich daher mal in einer ruhigen Minute die wichtigsten Handgriffe, Fehlerquellen und Abgabehinweise zu diesen Geräten. Dann können Sie beim nächsten Pari-Boy®-Rezept schnurstracks und selbstsicher in die Beratung einsteigen.

Die Aerosol-Therapie mit elektrischen Inhaliergeräten, wie z.B. den in Apotheken gängigen Pari-Boy®-Düsenverneblern, wird häufig zur Behandlung von Atemwegserkrankungen bei Kindern eingesetzt. Die Dauerverneblung erfordert dabei keine spezielle Koordination mit dem Atemrhythmus. Da Babys und Kleinkinder wie Maximilian Harms* aus unserem Rezeptbeispiel noch Nasenatmer sind, müssen in dieser Altersklasse Atemmasken eingesetzt werden. Effektiver ist allerdings die Inhalation über den Mund, weil hiermit größere Aerosolmengen in die unteren Atemwege gelangen. Deshalb sollte so bald wie möglich auf ein Mundstück umgestiegen werden.

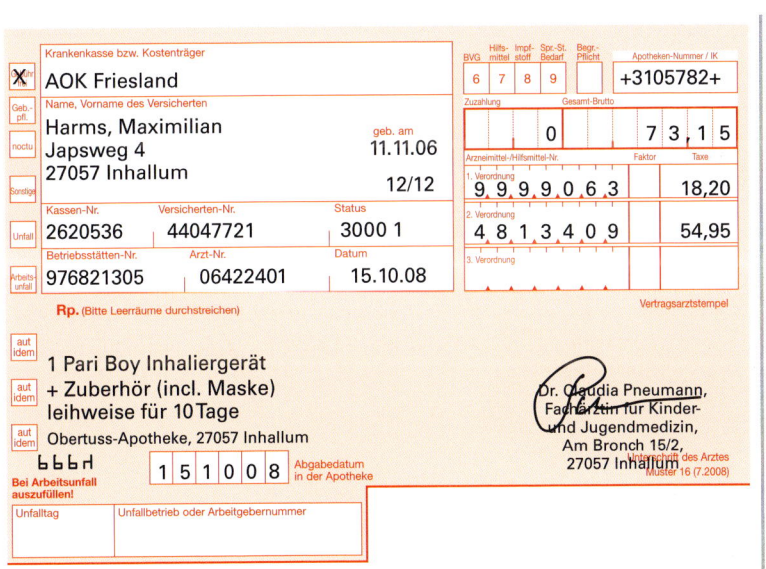

5 Atemwegserkrankungen

> **Erstattung von Pari-Inhaliergeräten zum Verleih**
>
> » Die allermeisten gesetzlichen Krankenkassen erstatten die Kosten für Pari-Boy®-Geräte zum Verleih einschließlich des dazu benötigten Zubehörsets. Es gibt jedoch wenige Ausnahmen, die laut Liefervertrag nicht zur Kostenübernahme verpflichtet sind (z.B. bis vor kurzem die Primärkassen in Hessen). Auch die jeweils ausgehandelten Preise können sich von Bundesland zu Bundesland unterscheiden.

Hier geht's ums Prinzip

Der Pari Junior Boy® ist ein Kompressor, der Druckluft erzeugt. Apotheken sind beim Verleih gemäß Medizinprodukte-Betreiberverordnung (MPBetreibV) dafür verantwortlich, dass das Gerät in technisch und hygienisch einwandfreiem Zustand abgegeben wird. Daher müssen Kompressorgehäuse und Netzanschlussbuchse regelmäßig auf Unversehrtheit überprüft und der gerätespezifische Kompressordruck kontrolliert werden.

Sämtliche Bestandteile des Zubehörsets sind zum Verbleib beim Patienten bestimmt, dürfen also niemals von der Apotheke weiterverliehen werden. Der Anwender selbst kann das Zubehörset jedoch bei Bedarf später für sich erneut verwenden. Die Lebensdauer der Set-Elemente beträgt offiziell ein Jahr.

Als Zubehörset zu Pari-Boy®-Leihgeräten stehen das „Pari-Verleihzubehörset Baby (0 bis 3 Jahre)" (mit Maske) und das „4 plus (ab 4 Jahre)" (mit Mundstück) zur Verfügung. Diese Sets enthalten alle Bestandteile, die der Anwender eines geliehenen Kompressors benötigt: Schlauch, Vernebler, Filter, Mundstück oder Silikonmaske mit Winkelstück. Die „Year Packs" enthalten dagegen nur die Verschleißelemente, die nach einem Jahr erneuert werden sollten. Diese Austauschsets sind daher nur für solche Pari-Boy®-Anwender vorgesehen, die zur Langzeittherapie ein eigenes Gerät besitzen.

Abb. 5.4: Der Pari Boy® ist ein Kompressor, der Druckluft erzeugt. Diese wird durch den Vernebler mit der Arzneistofflösung geleitet, wobei inhalierbar kleine Tröpfchen entstehen, die dann per Maske oder Mundstück eingeatmet werden.
Quelle: Pari GmbH

Inhalationstherapie 5

Das Set richtig zusammensetzen

Führen Sie Frau Harms den Inhalt des Zubehörsets am besten einmal vor (manche Kunden sind auch dankbar, wenn man ihnen das Set gleich zusammenbaut): „Das Herzstück bildet dieser Behälter mit Henkel, der so genannte Vernebler. In diesen wird über den Schlauch von unten die Druckluft eingeleitet. Beim Anschließen kann kaum etwas schief gehen, denn die Schlauchenden passen nur an ihrem Bestimmungsort." Nach Öffnen des Deckels kann Frau Harms die Arzneistofflösung in den Vernebler einfüllen. Dabei gilt: mindestens 2 ml und maximal 8 ml verwenden. Dank des ausgeklügelten Zusammenspiels von Düsenöffnungen und Prallplatten bildet sich im Vernebler aus Flüssigkeit und Druckluft ein Aerosol mit definiertem Teilchengrößenspektrum, das dann eingeatmet wird.

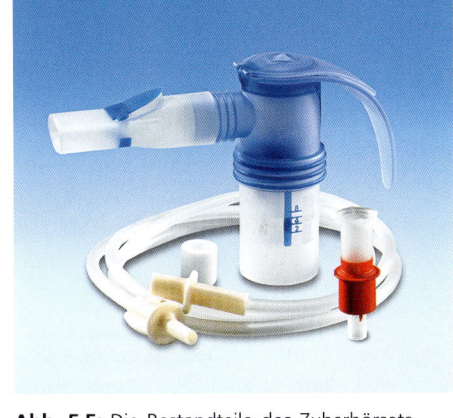

Abb. 5.5: Die Bestandteile des Zuberhörsets sind auch bei Verleihgeräten stets zum Verbleib beim Kunden bestimmt.
Quelle: Pari GmbH

Warnen Sie Frau Harms vor einem typischen Anfängerfehler: „Die Maske muss immer zusammen mit dem Winkelstück verwendet werden, denn im Winkelstück befinden sich die Ausatemschlitze." Außerdem kann über das drehbare Winkelstück die Maske optimal an die Haltung des Kindes z.B. auch im Liegen angepasst und dabei der Vernebler immer senkrecht gehalten werden. „Damit die Behandlung effektiv ist, sollte die anschmiegsame Silikonmaske Mund und Nase Ihres Kindes dicht umschließen."

Vergessen Sie nicht, Frau Harms auf das Einsetzen des neuen Luftfilters aus dem Set hinzuweisen! Noch besser: Setzen Sie ihn gleich selbst – mit der Nut nach innen – in den Kompressor ein. Die Kunststoffschraube lässt sich problemlos mit einem 2-Cent-Stück festdrehen.

Praktische Hinweise

Maximilian soll wegen seiner hartnäckigen Bronchitis laut Arztanweisung mehrmals täglich mit isotonischer Kochsalzlösung inhalieren. Fragen Sie

Frau Harms, ob sie in der Arztpraxis schon mit Kanülen und Spritzen versorgt wurde. Schließlich muss die Lösung stets keimfrei entnommen werden. Hierzu können Sie ihr auch einen Spike anbieten, der die Lösung über einen Sterilfilter leitet. Ganz sicher fährt man von vornherein mit sterilen Kochsalz-Ampullen.

Auch das sollten Pari-Boy®-Erstanwender von Ihnen erfahren: „Ein verändertes Geräusch am Vernebler signalisiert, dass die eingefüllte Kochsalzlösung verbraucht ist und nur noch Luft ausströmt." Faustregel: Es dauert rund 3 Minuten, bis 2 ml vernebelt sind. Und Folgendes sollte sich eigentlich von selbst verstehen: „Verwenden Sie das Inhaliergerät bitte nicht in Räumen, wo geraucht wird!"

„Stiefkind" Reinigung

Natürlich erfordert mehrmals tägliches Inhalieren bei einem Kleinkind wie Maximilian einigen Zeitaufwand. Dennoch darf keinesfalls an der Reinigung, die jeder Anwendung nachgeschaltet sein sollte, gespart werden. Sonst droht die Verneblerdüse zu verstopfen, oder es machen sich Keime in den Anschlusselementen breit. Nennen Sie Frau Harms die wichtigsten Reinigungsschritte:

- Unmittelbar nach der Inhalation den vom Vernebler abgezogenen Schlauch für einige Minuten vom Kompressor ausblasen lassen (der Schlauch darf als einziges Set-Element nicht ausgekocht werden)
- Alle anderen Teile (Vernebler, Winkelstück, Maske) in Einzelteile zerlegen und mit heißem Wasser plus etwas Geschirrspülmittel reinigen, anschließend mit Wasser nachspülen (eine Alternative ist die Geschirrspülmaschine)
- Danach sieht der Hersteller eine Desinfektion dieser Teile mittels Vaporisator oder 15-minütiges Auskochen im Wassertopf vor
- Alles auf einer saugfähigen Unterlage vollständig trocknen lassen (lässt sich mit einem Föhn beschleunigen)
- Bis zum nächsten Gebrauch alle Teile in ein sauberes, fusselfreies Tuch einschlagen.

Zum Gesprächsabschluss können Sie Frau Harms noch anbieten: „Falls es irgendwelche Fragen oder Schwierigkeiten bei der Anwendung des Pari Boy® geben sollte, können Sie sich jederzeit gerne an uns wenden!"

Inhalationstherapie 5

Das Wichtigste in Kürze

- *Zu Leihgeräten eines der beiden Verleihzubehörsets je nach Altersklasse abgeben*
- *Neuen Filter einsetzen*
- *Babymaske immer über das Winkelstück mit dem Vernebler verbinden*
- *Utensilien für keimfreie Arzneilösungsentnahme (z.B. Spike) anbieten*
- *2 bis 8 ml Flüssigkeit in den Vernebler einfüllen*
- *Vernebler stets senkrecht halten*
- *Verändertes Geräusch zeigt Inhalationsende an*
- *Nach jeder Anwendung Schlauch mit laufendem Kompressor austrocknen*
- *Alles andere in Einzelteile zerlegen und mit Wasser plus Spülmittel oder in der Spülmaschine reinigen*
- *Anschließende Desinfektion im Vaporisator oder 15 Minuten auskochen*
- *Alle Teile in einem trockenen Tuch aufbewahren.*

Hauterkrankungen

Die Dermatologie ist ein besonders facettenreiches Fachgebiet. In der Apotheke werden Sie jedoch bei der Rezeptbelieferung immer wieder mit den gleichen Krankheitsbildern konfrontiert: Akne, Gürtelrose, Haarausfall, Schuppenflechte, Kopfläuse, Ekzeme etc. Auch wenn es sich hierbei nicht um lebensbedrohliche Erkrankungen handelt, stehen Patienten mit Hauterkrankungen meist unter einem großen Leidensdruck. Daher sind Sie Ihnen für ein paar Hinweise, die zum besseren, rascheren oder nachhaltigeren Therapieerfolg der verschriebenen Präparate beitragen, meist sehr dankbar.

6.1 Akne

Diese Rezeptbesprechung widmet sich einem typischen Teenagerproblem: Akne. Über 80 % der Jugendlichen sind davon betroffen, jeder Dritte benötigt eine medizinische Behandlung. Hierbei werden zunächst meist Lokaltherapeutika – oft in Kombination – verschrieben. Was bei der Anwendung gängiger Präparate zu beachten ist und mit welchen begleitenden Hinweisen Sie im HV Betroffenen helfen können, haben wir für Sie zusammengestellt.

Daniel Zimmermann* ist nicht gut drauf. Der Grund dafür ist unübersehbar: Daniel leidet wie viele Teenager unter Akne vulgaris, die sich in Mitessern, entzündlichen Papeln und eitrigen Pusteln im Gesicht äußert. Nun hat er vom Dermatologen zwei lokal anzuwendende Akne-Therapeutika verordnet bekommen: Differin® Creme, die mit Adapalen eine Retionid-ähnliche Substanz enthält, sowie Aknemycin® Lösung mit dem Antibiotikum Erythromycin. Beide Präparate gehören zu den derzeit meist verschriebenen Lokaltherapeutika gegen Akne. Einfach ins Gesicht damit und fertig? Ganz so simpel ist die Anwendung nicht. Ein paar praktische Hinweise zu den Präparaten sowie Tipps zum Umgang mit seinen Hautunreinheiten sollten Sie Daniel schon anbieten – natürlich mit dem notwendigen Fingerspitzengefühl.

6 Hauterkrankungen

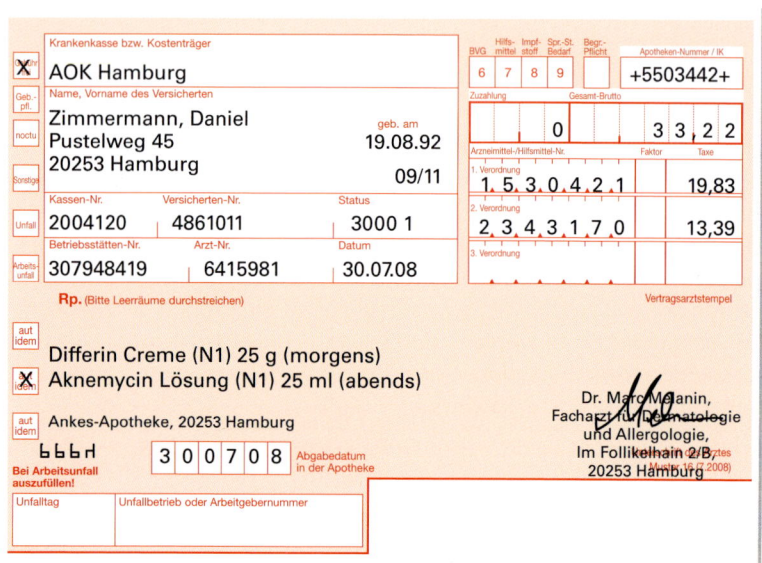

Das Akne-Trio

Auf der Basis einer erblichen Veranlagung bestimmen im Wesentlichen drei Faktoren das Akne-Geschehen: Talgüberproduktion, Verhornungsstörung, Bakterienvermehrung. Durch Androgene überaktiviert, sondern die Talgdrüsen übermäßig viel Sebum ab. Dieses verstopft zusammen mit den vermehrt abgeschilferten Hornzellen die Follikelausführungsgänge, es bildet sich ein Mitesser (Komedon). Im aufgestauten Talg können sich bestimmte Hautbakterien (u.a. *Propionibacterium acnes*) stark vermehren. Dies ruft das Immunsystem auf den Plan – ein Entzündungsherd entsteht. Findet der Pfropf keinen Ausgang nach oben, reißt irgendwann die Follikelwand ein und der Inhalt ergießt sich ins umgebende Gewebe. Dies löst weitere Entzündungen aus. So entstehen aus kleinen Pickelchen schließlich die Aknetypischen Papeln oder Pusteln, die Betroffenen wie Daniel nicht nur optisch, sondern oft auch psychisch zu schaffen machen.

Porentiefe Wirkung

Die Wirkstoffe Adapalen und Erythromycin packen das Akne-Problem an der Wurzel: Adapalen ist ein Retinoid der 3. Generation, das über Vitamin-A-Säure-Rezeptoren die Talgproduktion und Verhornungsstörung der Haut normalisiert. Außerdem drosselt es die Bildung entzündungsfördernder Zytokine. Laut Untersuchungen soll Adapalen genauso wirksam sein wie andere Retionide. Es gilt jedoch als besser hautverträglich.

Das Makrolid-Antibiotikum Erythromycin blockiert die bakterielle Proteinbiosynthese. Es dringt in die Follikel ein und wirkt dort bakteriostatisch gegen sämtliche Akne-relevanten Keime, insbesondere Propionibakterien. Darüber hinaus profitiert die Akne-Haut vom direkten entzündungshemmenden Effekt dieses Antibiotikums.

Da sich beide Wirkprinzipien ergänzen, kann der Behandlungserfolg durch diese Präparatekombination (das eine morgens, das andere abends angewendet) optimiert und beschleunigt werden.

Geduld, Geduld …

Um unrealistische Erwartungen zu vermeiden und gleichzeitig Daniels Compliance zu fördern, stellen Sie ihn am besten gleich darauf ein, dass es trotz regelmäßiger Anwendung dieser Präparate zwischen 4 und 8 Wochen dauert, bis sich das Hautbild sichtbar bessert. Ein wichtiger Zusatz: „Selbst häufigeres Auftragen würde die Heilwirkung nicht beschleunigen." Um einem frustrierten Therapieabbruch vorzubeugen, sollten Sie Neuanwender außerdem darauf vorbereiten, dass es anfangs zu einem vorübergehenden Akne-Schub kommen kann. Doch Sie haben auch eine gute Nachricht: „Danach bessert sich das Hautbild zusehends, so dass der Arzt das Antibiotikum-haltige Präparat nach einiger Zeit vielleicht absetzen kann."

Praktische Infos

Was in der Praxis oft schief läuft: Es reicht keineswegs, nur einzelne Pickelgruppen zu behandeln. Akne-Topika müssen stets flächig aufgetragen werden. Die Haut sollte jedoch zunächst gereinigt und gut getrocknet werden. Erst dann wird das Präparat in dünner Schicht vorsichtig auftragen. Dies kann mit gewaschenen Händen oder mit einem Wattebausch erfolgen. Augen, Nasenwinkel, Mund und Schleimhäute müssen stets ausgespart bleiben. Dennoch kann es mit beiden Präparaten zu Hautreizungen, Juckreiz und Trockenheitsgefühl kommen.

Die Aknemycin® Lösung ist mit einem speziellen Applikatorsystem ausgestattet. Dieses funktioniert so: „Vor jeder Anwendung einmal kräftig auf den Applikator drücken. Dadurch wird die Kappe entriegelt und die Lösung kann dann hygienisch direkt auf die Haut aufgebracht werden, ohne dass Schmutz in die Flasche eindringt."

Wäscht Daniel seine Haut etwa noch mit Seife? Dann bieten Sie ihm jetzt ein seifenfreies, sebumreduzierendes Syndet (z.B. Dermowas®) oder Reinigungsgel (z.B. von Eucerin® unreine Haut) an. Diese wirken nicht komedogen und erhalten den natürlichen Säureschutzmantel der Haut. Aus hygienischem Aspekt sind Einmalwaschlappen (z.B. von Duniwell®) eine sinnvolle Zusatzempfehlung!

Was interessiert noch?

Ist es Ihnen durch respektvolle, einfühlsame Beratung gelungen, Daniels Vertrauen zu gewinnen, dann bieten Sie ihm doch noch ein paar weitere Akne-Infos an. Dann ist er nicht mehr auf dubiose Internetseiten oder das Halbwissen von Gleichaltrigen angewiesen:

- Akne-Diäten haben aus wissenschaftlicher Sicht keinen Sinn. Wer jedoch feststellt, dass bestimmte Nahrungsmittel (z.B. extrem Fettes, Gewürztes oder Süßes) seiner Haut nicht guttun, sollte diese meiden.
- Finger weg von Hausmittelchen: Zahnpasta, Kaffeesatz, Essig & Co. richten an der Akne-Haut nur zusätzlichen Schaden an.
- Akne ist keine Infektionskrankheit und damit für andere nicht ansteckend!
- Kraftvolles Quetschen macht alles nur noch schlimmer und kann Narben hinterlassen. Einzelne Pickel allenfalls durch Ziehen der umliegenden Haut vorsichtig herausheben und nachdesinfizieren. Besser ist, sich für die Akne-Toilette in die Hände einer ausgebildeten Kosmetikerin zu begeben.

Das Wichtigste in Kürze
- » Beide Präparate regelmäßig und flächig, aber in dünner Schicht nach der Hautreinigung auftragen
- » Besonders empfindliche Stellen wie Augen, Mund, Nasenfalte aussparen
- » Auf den verzögerten Wirkungseintritt und die mögliche Erstverschlimmerung vorbereiten
- » Der Applikator von Aknemycin® ist zum Direktauftragen geeignet
- » Statt Seife Reinigungssyndets empfehlen
- » Akne erfordert keine Diät, ist nicht ansteckend, wird aber durch unsachgemäßes Herumquetschen verschlimmert.

6.2 Gürtelrose

Sie ereilt typischerweise Erwachsene jenseits des 50. Lebensjahres: die Gürtelrose. Verursacher ist das gleiche Virus, das in der Kindheit Windpocken hervorruft (siehe Kap. 2.2). Doch während Windpocken bei den Kleinen auch unbehandelt meist schnell ausgestanden sind, kann sich eine Gürtelrose über Wochen hinziehen und mit starken Schmerzen einhergehen. Um dies zu vermeiden, werden in erster Linie antivirale Wirkstoffe, aber auch Analgetika und Lokaltherapeutika eingesetzt. So auch bei Frau Ilg* in unserem Rezeptbeispiel. Können Sie der Patientin die dazu notwendigen Abgabehinweise liefern und ihr vielleicht sogar noch ein bisschen mehr bieten?

Die Stammkundin Frau Gerda Ilg* ist für ihre Verhältnisse heute recht wortkarg. Ein Blick auf das vorgelegte Rezept liefert die Erklärung: Frau Ilg leidet unter einer schmerzhaften Gürtelrose (Herpes zoster, Zoster). Dies lässt sich aus der Verordnung von Zostex®, einem antiviralen Präparat mit der Indikation Zoster, und den Novaminsulfon-ratiopharm® Tropfen ablesen. Das Lokaltherapeutikum Anaesthesulf®-Lotio soll von außen zur Beschwerdelinderung beitragen.

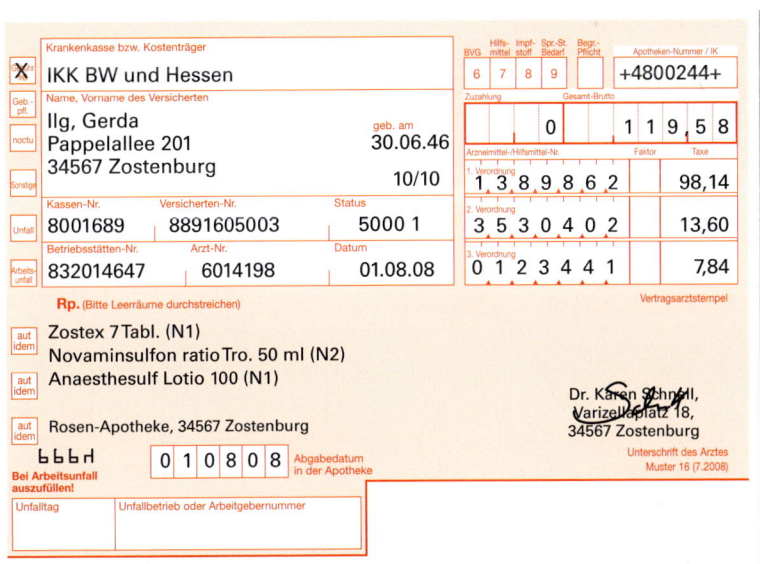

> **Spezieller Warnhinweis**
>
> » Auf der Faltschachtel von Zostex® befindet sich ein extra Warnhinweis, weil Brivudin nicht zusammen mit dem Chemotherapeutikum 5-Fluorouracil (5 FU), anderen 5-Fluoropyrimidinen oder Capecitabin (z.B. Xeloda®) angewendet werden darf. Brivudin kann den Abbau dieser Wirkstoffe so stark stören, dass es zu tödlichen Nebenwirkungen kommen kann. Daher muss zu diesen Präparaten ein zeitlicher Abstand von mindestens 4 Wochen eingehalten werden. Im Zweifel sollten Sie umgehend einen Arzt einschalten!

Wiedererwachtes Virus

Die Erstinfektion mit dem hochansteckenden Varizella-Zoster-Virus (VZV) führt bekanntlich zu Windpocken, einer typischen Kinderkrankheit. Bis zum 20. Lebensjahr haben sich 90 % der Bevölkerung mit VZV infiziert. Nach Abklingen der Windpocken zieht sich das Virus in Spinalganglien nahe dem Rückenmark zurück. Dort überdauern sie jahrzehntelang. In höherem Alter, bei nachlassender Immunität oder unter außergewöhnlichen Belastungen (z.B. Operationen, Infekten, Stress) können die schlafenden Viren wieder aktiv werden. Sie wandern dann aus ihrem „Versteck" entlang von Nervenbahnen in das Hautareal (Dermatom), welches von der jeweiligen Nervenwurzel versorgt wird. Daher bleibt eine Gürtelrose normalerweise lokal begrenzt auf einer Körperseite. Zunächst spüren die Betroffenen ziehende Schmerzen im betroffenen Dermatom. Wenige Tage später bilden sich dort brennende Bläschen mit wässrigem Inhalt auf einer juckenden Hautrötung. Diese gürtelförmig aussehende Wundrose hat der Krankheit ihren Namen gegeben. Nach wenigen Tagen verkrusten die Bläschen und heilen innerhalb von 2 bis 3 Wochen ab. Zurück bleiben manchmal leichte Narben oder Hautverfärbungen.

Schmerzhaftes Nachspiel

Im Allgemeinen ist ein Zoster nicht wirklich gefährlich. Für Immungeschwächte oder wenn Kopfbereiche (Augen!) befallen sind, ist allerdings besondere Vorsicht geboten. Das Hauptproblem der Gürtelrose stellen Schmerzen dar – und zwar weniger die akuten als vielmehr die chronischen. Diese können sich nach Abklingen der Hauterscheinungen als gefürchtete Post-Zoster-Neuralgie (PZN) über Wochen bis zu Jahren hinziehen. Sie haben ihre Ursache vermutlich in der VZV-bedingten narbigen Zerstörung infizierter Nervenwurzeln durch das reaktivierte Virus. Die

Wahrscheinlichkeit für PZN steigt mit dem Alter deutlich an. Ohne rechtzeitige medikamentöse Maßnahmen werden ca. 70 % aller über 70-jährigen Gürtelrose-Patienten davon befallen. Die Beschwerden können sehr intensiv sein und lassen sich dann nur schwer beherrschen.

Die Wirkungsweisen

Das A und O bei der Zoster-Behandlung ist der frühzeitige Einsatz eines effektiven antiviralen Wirkstoffs wie Brivudin (Zostex®). Brivudin ist ein Pyrimidin-Analogon, das durch ein virales Enzym zum Triphosphat umgewandelt wird, welches dann die virale DNA-Polymerase hemmt und damit die Virusvermehrung blockiert. Diese Vorgänge finden nur in virusinfizierten Zellen statt, was die Selektivität des Wirkstoffs erklärt. Die Virusausbreitung wird eingedämmt und die Hautveränderungen können rascher abheilen. Darüber hinaus senkt die rechtzeitige Brivudin-Einnahme das Risiko für eine postzosterische Neuralgie.

Analgetika wie Metamizol (Novaminsulfon-ratiopharm®) haben in der Zoster-Therapie mittlerweile einen festen Stellenwert. Ihr Sinn besteht nicht nur in der akuten Schmerzlinderung, sondern vor allem darin, die Ausbildung eines Schmerzgedächtnisses im Körper zu verhindern. Viele Mediziner erachten es daher als sinnvoll, regelmäßig ausreichende Dosen an Analgetika einzusetzen, um stärkere Schmerzen erst gar nicht aufkommen zu lassen.

Aber auch Lokaltherapeutika haben bei Zoster ihre Berechtigung. So können lokalanästhetische und juckreizlindernde Substanzen wie Polidocanol (Anaesthesulf®-Lotio) die Beschwerden erträglicher machen und das Aufkratzen der Bläschen verhindern. Enthaltenes Zinkoxid beschleunigt das Abheilen der Hautläsionen.

Darauf kommt's an

Natürlich ist Frau Ilg nicht begeistert, dass sie nun drei Medikamente gegen ihre Gürtelrose anwenden soll. Daher ist Motivation durch Ihre kundengerechte Information angesagt: „Auch wenn Sie sonst eher gegen das Tablettenschlucken sind, dieses Präparat sollten Sie jetzt umgehend und unbedingt regelmäßig einnehmen – einmal täglich stets zur gleichen Tageszeit!" Sie zeigen auf die Zostex®-Schachtel: „Diese Tabletten dämmen Ihre Beschwerden ein und der Hautausschlag bildet sich schneller wieder zurück." Auch wenn es ihr rasch besser geht, muss Frau Ilg die Schachtel in jedem Fall aufbrauchen. Ein wichtiger Zusatz: „Zudem können die Tabletten verhindern, dass Sie sich monatelang mit Nervenschmerzen herumplagen müssen."

Schmerzlinderung ist sinnvoll

Ermutigen Sie Frau Ilg dazu, mit den verordneten Novaminsulfon-ratiopharm® Tropfen nicht zu sparsam umzugehen: „Eine Gürtelrose kann bisweilen recht schmerzhaft werden. Lassen Sie es gar nicht so weit kommen und nehmen Sie von diesen Schmerztropfen ausreichend viele ein. Hat Ihre Ärztin hierzu eine Dosierungsvorgabe genannt?" Wenn nicht, so gilt für normalgewichtige Erwachsene als Maximaldosis: 4-mal täglich bis zu 40 Tropfen. Dem möglicherweise noch kritischen Blick von Frau Ilg können Sie so begegnen: „Es geht dabei nicht nur um die kurzfristige Schmerzlinderung. Die Tropfen sollen auch chronischen Nervenschmerzen zuvorkommen."

Last but not least kommen Sie noch auf Anaesthesulf® zu sprechen: „Diese Lotio wird mit einem Wattebausch auf die brennenden oder juckenden Hautstellen aufgetragen. Vor jeder Entnahme die Flasche gut schütteln!" Die Anwendung kann mehrmals täglich wiederholt werden. Sie ergänzen: „Die angetrocknete, weißliche Lotio lässt sich mit lauwarmem Wasser problemlos wieder abwaschen."

Besteht Ansteckungsgefahr?

Gürtelrose ist zwar verglichen mit Windpocken deutlich weniger, jedoch grundsätzlich ebenfalls ansteckend. Allerdings nur für die wenigen Menschen, die noch nicht mit dem Varizella-Zoster-Virus infiziert sind. Infektiös ist lediglich die virushaltige Flüssigkeit der Hautbläschen, bis sie verkrusten, da sich das Virus bei Gürtelrose ja – im Gegensatz zu Windpockenkranken – nicht im ganzen Körper ausbreitet. Ein gesprächsabschließender, sinnvoller Hinweis für Frau Ilg ist daher z.B.: „Vermeiden Sie, solange die Hautbläschen blühen, direkten Körperkontakt zu Kleinkindern, geschwächten Senioren sowie Schwerkranken. Und schonen Sie sich selbst so gut es geht!"

> **Das Wichtigste in Kürze**
> » Mit der Zostex®-Tabletten-Einnahme sollte so rasch wie möglich begonnen werden
> » Die Zostex®-Tabletten regelmäßig, stets etwa zur gleichen Tageszeit und in jedem Fall eine Woche lang einnehmen
> » Die Novaminsulfon-ratiopharm® Tropfen nicht erst bei unerträglichen Schmerzen, sondern auch zur Vorbeugung chronischer Gürtelrose-Neuralgien nutzen
> » Anaesthesulf®-Lotio vor jeder Entnahme schütteln, mit Wattebausch auf die betroffenen Hautareale auftragen, bei Bedarf mehrmals täglich anwenden
> » Ansteckend ist der Bläscheninhalt der Hautpusteln (Schmierinfektionsgefahr), daher direkten Hautkontakt zu Immungeschwächten oder Kleinkindern meiden!

6.3 Haarausfall

Bis zu 100 am Tag gelten als normal. Diese Faustregel zum Haarausfall hat sich inzwischen herumgesprochen. Doch was kann „frau" tun, wenn sich ständig mehr Haare verabschieden und der Nachwuchs immer rarer wird? Ärzte empfehlen auf grünem Rezept dann oft Regaine® Frauen, eine Minoxidil-haltige Kopfhautlösung, die auch für die Selbstmedikation zugelassen ist. Ob von Ihnen aktiv im HV empfohlen oder auf Privatrezept abgegeben – eine Erstanwenderin sollte in jedem Fall in der Apotheke mit diesem Präparat vertraut gemacht werden.

Frau Friederike Manz* aus unserem Rezeptbeispiel ist mit ihrer Haarpracht unzufrieden, seit diese vor allem im Scheitelbereich lichter wird. Um gravierende medizinische Ursachen auszuschließen, hat sie sich bei einem Hautarzt vorgestellt. Dieser hat ihr nun die lokal anzuwendende Kopfhautlösung Regaine® Frauen verordnet. Da das Präparat nicht verschreibungspflichtig ist und auch nicht auf der OTC-Ausnahmeliste steht, muss es Frau Manz aus eigener Tasche bezahlen. Falls die Kundin ihren Unmut darüber bei Ihnen abladen will, können Sie entgegnen: „Leider übernimmt keine der gesetzlichen Krankenkassen die Kosten für dieses Präparat. Doch es kostet Sie am Tag umgerechnet nicht mehr als eine Tasse Kaffee!" Damit genug vom Geld. Nun kommt es darauf an, Frau Manz den Nutzen und die Anwendungsweise von diesem Präparat zu erklären und ihr eine realistische Erwartungshaltung hinsichtlich der erzielbaren Wirkung zu vermitteln.

6 Hauterkrankungen

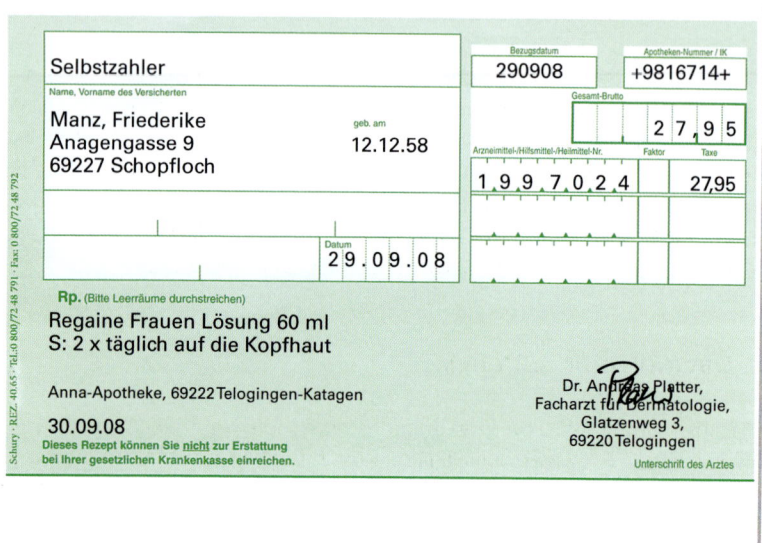

Ihr Hintergrundwissen aufgefrischt

Haarausfall ist nicht nur Männersache. Nahezu jede dritte Frau jenseits des 30. Lebensjahres ist ebenfalls davon betroffen. Die häufigste Form stellt mit über 90 % die so genannte androgenetische Alopezie dar. Diese beruht auf einer genetisch bedingten Überempfindlichkeit der Haarfollikel gegenüber männlichen Hormonen, die in geringer Menge auch im weiblichen Organismus vorkommen. Als Folge gerät die Ernährung der Haarwurzel ins Stocken, die Wachstumsphase (Anagenphase) des Haares verkürzt sich und es werden immer dünnere Haare gebildet. Bei Frauen zeigt sich der Haarschwund zunächst vorwiegend auf dem Oberkopf mit einem immer breiter werdenden Scheitel. Richtig kahle Stellen treten bei Frauen mit androgenetischer Alopezie dagegen nicht auf.

Minoxidil wurde eigentlich als Blutdrucksenker entwickelt. Doch nachdem man bei seiner oralen Anwendung eine Zunahme des Haarwachstums beobachtet hat, wurde diese Nebenwirkung mit der Regaine®-Kopfhautlösung therapeutisch nutzbar gemacht. Eine 2%ige Lösung konnte in Studien bei rund 80 % der Probandinnen das Fortschreiten der androgenetischen Alopezie bremsen. Außerdem wurde eine Zunahme von Haardichte und -dicke beobachtet. Über welchen Mechanismus Minoxidil seine haarwuchsfördernde Wirkung entfaltet, ist noch nicht genau bekannt.

Haarausfall 6

Steter Tropfen hilft

Holen Sie im Gespräch Frau Manz gekonnt aus ihrer Frusthaltung heraus: „Mit Ihrem Haarproblem stehen Sie nicht alleine da, viele Frauen sind davon betroffen. Vermutlich fällt es Ihren Mitmenschen gar nicht so auf, denn zum Gesamtbild einer Person tragen die Haare ja nur einen Bruchteil bei. Dennoch sollte man besser heute als morgen etwas dagegen unternehmen." Auch wenn das Frau Manz nicht richtig trösten kann, merkt sie dennoch, dass Sie ihr verständnisvoll und hilfsbereit begegnen.

Dabeibleiben ist alles

Um die Compliance von Frau Manz nicht zu gefährden, sollten Sie gleich an ihre Geduld appellieren: „Diese Lösung kann den Haarausfall stoppen und das Haarwachstum verbessern, aber keine Wunder vollbringen. So kann es 3 bis 4 Monate dauern, bis die Wirkung sichtbar wird – Durchhalten ist also angesagt!" Nun können Sie die Brücke zu einer weiteren wichtigen Botschaft schlagen: „Das A und O bei der Anwendung dieses Präparats ist daher die konsequente 2-mal tägliche Anwendung. Beim Absetzen ist leider zu befürchten, dass die Haare wieder verstärkt ausfallen."

Wann, wo, wie auftragen?

Jeder Packung Regaine® Frauen liegen drei Applikationshilfen bei: Ein Sprühaufsatz für größere Kopfhautpartien, ein Pumpspray mit verlängerter Spitze für kleinere Flächen und eine Pipette für punktgenaues Auftragen. Für die Sprays gilt: pro Anwendung 6-mal sprühen (den Sprühnebel möglichst nicht einatmen). Viele Frauen bevorzugen die Pipette. Sie fasst 1 ml und platziert die Wirkstofflösung direkt auf die Kopfhaut. Erklären Sie Frau Manz das praktische Vorgehen: „Scheiteln Sie Ihre trockenen Haare an etwa sechs

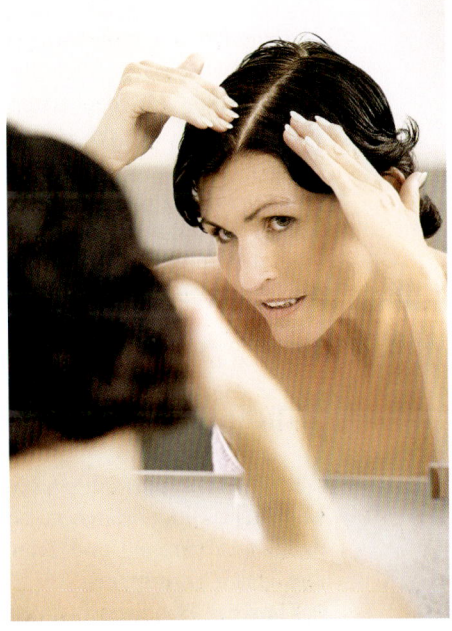

Abb. 6.1: Haarausfall ist nicht nur Männersache. Fast jede dritte Frau ab 30 Jahren ist ebenfalls betroffen. Quelle: Regaine® Frauen

Stellen und führen Sie die bis zur Markierungslinie befüllte Pipette über die Kopfhaut, bis alle betroffenen Areale benetzt sind. Verteilen Sie die Lösung anschließend weiter mit den Fingern, ohne zu massieren. So bleibt auch die Frisur weitgehend erhalten." Um versehentlichen Kontakt mit anderen Hautbereichen oder Schleimhäuten zu vermeiden gilt: Nach jedem Auftragen der Lösung Hände waschen!

Mehr hilft hier übrigens nicht mehr. Deshalb sollte Frau Manz die vorgesehene Menge von 2 mal täglich 1 ml Lösung unabhängig von der zu behandelnden Kopfhautfläche nicht überschreiten. Außerdem muss die Kundin wissen: „Während der rund vierstündigen Einwirkzeit bitte aufs Haarewaschen oder Schwimmen verzichten. Sonstiges Haarstyling ist aber erlaubt." Auch Dauerwellen und Tönungen sind möglich, allerdings sollte am Tag des Friseurbesuchs wegen potenzieller Wechselwirkungen sicherheitshalber auf Regaine® verzichtet werden.

„Shedding" ist ein gutes Zeichen

Regaine® Frauen gilt als gut verträglich. So treten nur selten Hautreaktionen wie Juckreiz und Rötungen auf. Doch über einen Nebeneffekt, das so genannte Shedding, sollten Sie Frau Manz in jedem Fall aufklären: „Manchmal kommt es in den ersten Behandlungswochen zu einem verstärkten Haarausfall. Also nicht erschrecken und keinesfalls die Behandlung abbrechen, denn das ist vermutlich ein Zeichen dafür, dass das Präparat bei Ihnen wirkt!" Dieses Phänomen beruht darauf, dass Minoxidil die Ruhephase im Haarzyklus verkürzt, so dass die Haare schneller wieder in die Wachstumsphase eintreten, wobei die alten Haare aus der Kopfhaut herausgeschoben werden. Das Shedding kündigt also quasi den verstärkten Haarnachwuchs an.

Dichtung und Wahrheit

Was das Haarwachstum positiv oder negativ beeinflusst, darüber halten sich hartnäckig einige Märchen. Nutzen Sie daher das Beratungsgespräch, um damit aufzuräumen und Frau Manz so unnötigen Zusatzstress rund um ihre Haare zu ersparen:

- Häufiges Haarewaschen hat keine Auswirkungen auf den Haarausfall. Alle Haare, die dabei im Siphon landen, wären ohnehin bald ausgegangen.

- Färben, Blondieren oder Dauerwellen können das Haar zwar strapazieren, sind aber nicht die Urasche für Haarausfall. Dasselbe gilt für Styling-Produkte.
- Gestutzte Haare wachsen nicht besser, sie erscheinen auf gleiche Länge gebracht nur dicker.
- Beim Tragen von Mützen, Haarspangen oder Steckfrisuren können zwar Haare brechen, die Aktivität der Haarwurzel bleibt davon aber unbeeinträchtigt.

> **Das Wichtigste in Kürze**
> » Auch wenn der Haarausfall nicht offensichtlich ist – Kundinnen mit diesem Problem stets ernst nehmen
> » Auf den um 3 bis 4 Monate verzögerten Wirkeintritt von Regaine® Frauen hinweisen und zum Durchhalten motivieren
> » Regelmäßig 2-mal täglich 1 ml Lösung mit Hilfe eines Applikators auf die trockene Kopfhaut auftragen, danach Hände waschen
> » Sprühnebel möglichst nicht einatmen
> » Nach dem Auftragen die Haare 4 Stunden lang nicht waschen
> » Vorübergehender Haarausfall gilt als positives Zeichen für den Wirkungseintritt
> » Auf gewohntes Styling und Pflegeprodukte muss nicht verzichtet werden
> » Kosmetische Haarbehandlungen sind keine Ursache für Haarausfall.

6.4 Schuppenflechte

Die Schuppenflechte ist zwar keine lebensbedrohliche, jedoch sehr lästige Hauterkrankung. Die damit verbundenen körperlichen und seelischen Belastungen können laut einer US-Studie genauso schwerwiegend sein wie bei Diabetes, Herzinfarkt oder Depressionen. Psoriatiker sollten daher ernst genommen und mit Ratschlägen aus der Apotheke unterstützt werden. Was man bei der Abgabe gängiger Psoriasis-Medikamente auf Rezept konkret noch tun kann, als nur die ärztlichen Dosierungsanweisungen weiterzugeben, zeigt diese Rezeptbesprechung.

Er ist einer von ca. 2 Millionen Betroffenen hierzulande: Patrick Hoffmann* leidet unter Schuppenflechte (Psoriasis). In über 90 % der Fälle liegt wie bei ihm eine gewöhnliche Schuppenflechte, die Psoriasis vulgaris, vor. Sie befällt typischerweise Ellenbogen und Knie, die Steißbeinregion sowie die Kopfhaut. Die Krankheit verläuft meist in Schüben und ist nach wie vor nicht heilbar.

6 Hauterkrankungen

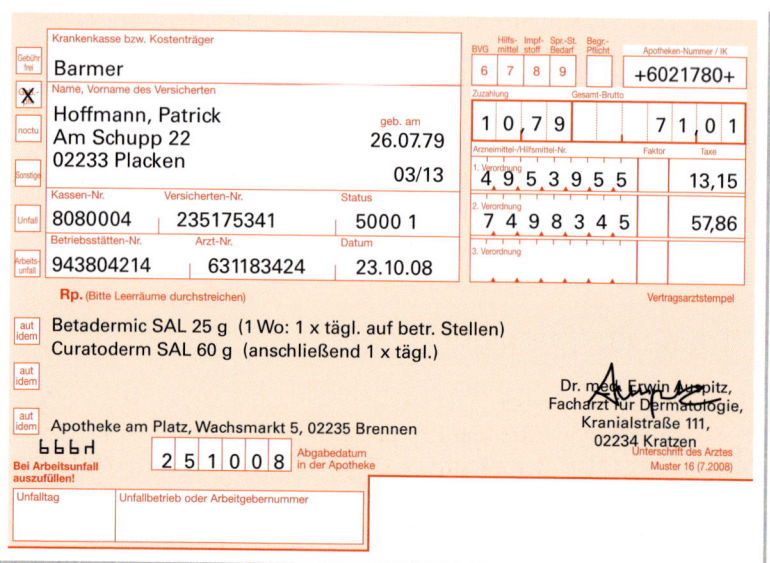

Übereifrige Hautzellen

Im Vergleich zum Gesunden vollzieht sich die Zellneubildung in der Oberhaut beim Psoriatiker statt in 28 Tagen in nur rund 5 Tagen. Die Hautzellen reifen dabei nur unvollständig aus, so dass die schützende oberste Hautschicht nicht richtig funktionsfähig ist. Es bilden sich weiß-silbrige, scharf begrenzte Schuppenherde, die sich von der darunterliegenden hellroten Haut ablösen lassen. Diese Psoriasis-typischen Plaques können handtellergroß werden und stark jucken.

Bisher galt die Psoriasis als eine genetisch bedingte immunologische Störung, der eine Fehlregulation der TH1-Lymphozyten zugrunde liegt, was mit verstärkter Durchblutung, der Ansammlung aktivierter Immunzellen und weiteren Entzündungsreaktionen einhergeht. Manche Wissenschaftler vermuten jedoch neuerdings, dass die Schuppenflechte nicht die Folge, sondern die Ursache einer Immunreaktion ist.

Kurzes Wirkstoffporträt

Im vorliegenden Rezeptbeispiel setzt der Arzt ein bewährtes 2-Stufen-Prinzip zur Psoriasis-Therapie ein: Die Initialbehandlung erfolgt mit der Kombination aus Salicylsäure und Betamethasondipropionat (Betadermic®), einem Cortison der Wirkstärkeklasse III. Damit sollen die akuten Hautsymptome rasch gelindert werden. Die keratolytische Salicylsäure fungiert dabei als Wirkungsverstärker, da sie dem Cortison quasi den Weg in die Haut bahnt. In der zweiten Therapiephase kommt das Vitamin-D_3-Analogon Tacalcitol (Curatoderm®) zum Einsatz. Es hemmt die Überproduktion der Hornzellen und fördert deren Ausreifung. Zudem greift Tacalcitol in verschiedene Entzündungsvorgänge ein und hemmt diese.

Den Kunden ansprechen

Eine gängige Apothekenszene: Ein Kunde – in unserem Beispiel Herr Hoffmann – legt Ihnen wortlos sein Rezept mit zwei verordneten Salben auf den HV-Tisch. Da Curatoderm® nur für die Indikation Psoriasis zugelassen ist, wissen Sie gleich, um welche Hauterkrankung es sich handelt. Selbst wenn Ihr Kunde die Präparate schon kennen sollte, bedeutet das noch lange nicht, dass er sich auch wirklich damit auskennt. Ihr Einstieg ins Beratungsgespräch könnte sein: „Bestimmt hat Ihnen der Arzt erklärt, dass Sie diese Cortisonsalbe einmal täglich nur eine Woche lang anwenden sollen." Verheimlichen Sie ihrem Kunden keinesfalls den Cortisongehalt! Mündige Patienten wissen es ohnehin schon oder finden es bald heraus. Klären Sie lieber auf: „Im Gegensatz zur langfristigen Cortisoneinnahme hat die lokale, kurzfristige Anwendung als Salbe kaum Nebenwirkungen." Dennoch sollte Herr Hoffmann damit keine dicken Auflagen oder Okklusivverbände machen. „Es genügt, eine dünne Schicht Salbe auf die betroffenen Hautstellen aufzutragen und leicht einzumassieren – am besten abends. Bei konsequenter Anwendung werden Sie schon nach wenigen Tagen eine Besserung feststellen."

Was nicht jeder weiß

Die Wirkung von Tacalcitol setzt im Gegensatz zum Cortison etwas verzögert ein. Deshalb wird es der Cortison-Anschubbehandlung als Erhaltungstherapie nachgeschaltet. Da die Salicylsäure aus Betadermic® die Wirkung von Tacalcitol herabsetzen würde, sollten Sie Ihren Kunden unbedingt auf diese Inkompatibilität hinweisen: „Wenden Sie die beiden Salben keinesfalls gleichzeitig an, denn die eine kann die andere stören. Wechseln Sie genau wie vom Arzt vorgesehen die Salbe nach einer Woche." Und auch das wissen selbst viele Langzeitanwender noch nicht: Da UV-Licht zum Abbau des Vitamin-D_3-Derivats führt, sollte Curatoderm® nie vor Sonnenlichtexposition aufgetragen werden. Auf Nummer sicher geht man mit der abendlichen Anwendung. Erstanwender sollten Sie aus Compliancegründen außerdem darauf vorbereiten: „Die Salbe ist zwar recht gut verträglich, kann jedoch nach dem Auftragen kurzfristig etwas brennen."

Ernährung, Stress & Co.

Wie bei vielen Erkrankungen mit unbekannter Ursache halten sich auch bei Psoriasis darüber einige Mythen. Nutzen Sie daher Ihren guten Draht zum Kunden, um damit aufzuräumen:
- Psoriasis ist keine Frage der Hygiene. Die Krankheit wird weder durch mangelnde Körperpflege ausgelöst noch lässt sie sich „wegwaschen".
- Alkohol kann zwar einen Krankheitsschub auslösen, ist jedoch nicht Ursache der Erkrankung.
- Schuppenflechte ist nicht ansteckend. Sie kann weder durch Berührung, Intimkontakte oder sonst wie übertragen werden.
- Psoriasis ist keine Bagatellerkrankung. Das eigentliche Krankheitsgeschehen findet im Körperinneren statt und kann außer auf die Haut auch auf Gelenke und innere Organe übergreifen.

Auslöser meiden

Ermutigen Sie Herrn Hoffmann: „Je besser Sie sich mit Ihrer Schuppenflechte auskennen, desto besser können Sie mit ihr leben." Das fängt schon bei der Ernährung an. Zwar gibt es keine spezielle Psoriasis-Diät. Doch jeder Patient kann mit der Zeit lernen, welche Lebensmittel seine Haut übel nimmt. Hierzu zählen oft scharfe Gewürze, Hartkäse und Alkohol. Weitere Provokationsfaktoren sind starkes Schwitzen, Sonnenbrand, Infektionen, mechanische Reize (z.B. scheuernde Kleidung), aber auch Medikamente wie Betablocker, ACE-Hemmer oder Chloroquin. Wenn Sie erfahren, dass Herr Hoffmann solche Medikamente einnimmt, sollten Sie ihn darauf ansprechen.

Hautpflege – Ihr Thema!

Natürlich darf bei einer Psoriatiker-Beratung in der Apotheke das Thema „Hautpflege" nicht fehlen. Hier können Sie sinnvolle Produktempfehlungen und nützliche Tipps geben, was in der Arztpraxis bekanntlich oft zu kurz kommt. „Halten Sie Ihre Haut mit geeigneten Pflegeprodukten geschmeidig und widerstandsfähig – auch in beschwerdefreien Zeiten!" Selbst die scheinbar gesunden Hautpartien eines Psoriatikers weisen typische Veränderungen wie Harnstoff- und Lipidmangel oder erhöhte Trockenheit und Empfindlichkeit auf. Rückfettende, hydratisierende Körperlotionen (z.B. Excipial® U Lipolotio) sollten daher zum täglichen Hautpflegeprogramm gehören. Wichtiger Alltagstipp: „Ausgiebiges Baden trocknet Ihre Haut aus. Nehmen Sie zur täglichen Reinigung lieber eine kurze, lauwarme Dusche." Und wenn gebadet wird, dann mit medizinischen Ölbädern (z.B. Balneum® Hermal, Linola®-fett Ölbad) oder Totem Meesalz (z.B. Fette® Totes Meer Salz). Für die Haarwäsche eignet sich ein mildes, wenig entfettendes Shampoo (z.B. Eucerin® pH5 Shampoo). Übrigens: Mit der Balneum aqeo® können Sie Herrn Hoffmann eine komplett apothekenexklusive Pflegeserie anbieten, die speziell für die Bedürfnisse der Psoriasis-Haut entwickelt wurde!

Das Wichtigste in Kürze
» Die Cortison-Salicylsäure-Salbe Betadermic® 1-mal täglich dünn und lokal begrenzt auf die Psoriasis-Herde auftragen
» Nach einer Woche zur Erhaltungstherapie mit Curatoderm® wechseln
» Salicylsäure-haltige Salben dürfen nie zusammen mit Curatoderm® angewendet werden
» Da Tacalcitol durch UV-Licht zersetzt wird, Curatoderm® am besten abends auftragen
» Es gibt keine allgemeingültigen Diätvorschriften bei Psoriasis
» Die individuellen Provokationsfaktoren herausfinden und meiden
» Möglichst nur kurz lauwarm duschen
» Am ganzen Körper regelmäßig lipidreiche Hautpflegeprodukte einsetzen.

6.5 Kopfläuse

Sind Sie schon länger im PTA-Beruf? Dann können Sie bestimmt bestätigen: Kopfläuse sind auf dem Vormarsch. Hat es den Kindergarten oder eine Schulklasse im Ort erwischt, lassen die ersten Rezepte über Pedikulozide nicht lange auf sich warten. Nutzen Sie die Rezeptbelieferung, um übertriebener Läusepanik durch sachliche Informationen zu begegnen. Dazu gehört: Die Präparateanwendung richtig erklären, sinnvolle Begleitmaßnahmen erläutern, über Mitteilungspflicht informieren und antiquierte Vorurteile ausräumen.

6 Hauterkrankungen

Während Kopfläuse früher praktisch nur nach den Sommerferien ein Thema waren, haben sie inzwischen fast ganzjährig Saison. Hauptgrund für diese Entwicklung ist neben Unwissen über ihre Übertragung und Bekämpfung in erster Linie die Scham, Kopflausbefall zuzugeben. Daher wird das Thema gerne vertuscht, die Behandlung verzögert und damit die Ansteckungskette aufrechterhalten. Dabei kommen Kopfläuse unabhängig vom sozialen Status vor und haben nichts mit mangelnder Körperhygiene zu tun. Betroffene sollten wissen: Es ist keine Schande, Kopfläuse zu bekommen – wohl aber sie zu behalten!

Lausiges Leben

Um den Schmarotzern im Haar nachhaltig den Garaus zu machen und Sinn und Unsinn von Begleitmaßnahmen zu verstehen, sollten nicht nur Sie, sondern auch Ihre Kunden die wichtigsten Eckpunkte des Läuselebens kennen: Die Kopflaus (*Pediculus humanus capitis*) ist ein ca. 3 mm großes, flügelloses Insekt, das sich mit seinen sechs kräftigen Hakenbeinen gut im Haar festklammern kann. Das Lausweibchen legt ovale, ca. 0,8 mm lange, bräunliche Eier (Nissen), die es perlschnurartig am Haarschaft dicht über der Kopfhaut mit einem wasserunlöslichen Kitt befestigt. Haarewaschen kann somit weder erwachsenen Läusen noch ihren Eiern etwas anhaben. Nach 8 bis 10 Tagen schlüpfen die Larven, die 9 bis 11 Tage später geschlechtsreif werden. Die leeren Eier sind wegen ihrer weißen Chitinhülle relativ gut erkennbar. Im Gegensatz zu Kopfschuppen oder Haarsprayresten lassen sich Nissen mechanisch nur schwer vom Haar ablösen.

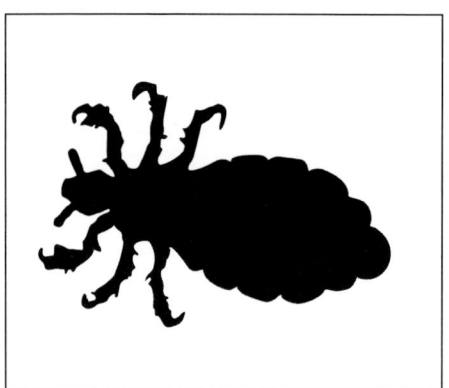

Abb. 6.2: Mit ihren sechs kräftigen Beinen können sich Kopfläuse im Haar gut fortbewegen und festklammern.
Quelle: © netzfrisch.de / fotolia.de

Kopfläuse benötigen alle paar Stunden eine Blutmahlzeit. Ohne menschlichen Wirt gehen sie innerhalb von 2 bis 3 Tagen zugrunde. Beim Biss gibt die Laus ein reizendes Sekret ab, weshalb Juckreiz das Leitsymptom der Erkrankung darstellt. Ihre Lieblingsplätze sind die Nackenregion, der Schläfenbereich und hinter den Ohren. Meist halten sie sich nahe der Kopfhaut auf, denn bei rund 28 °C fühlen sie sich

Kopfläuse 6

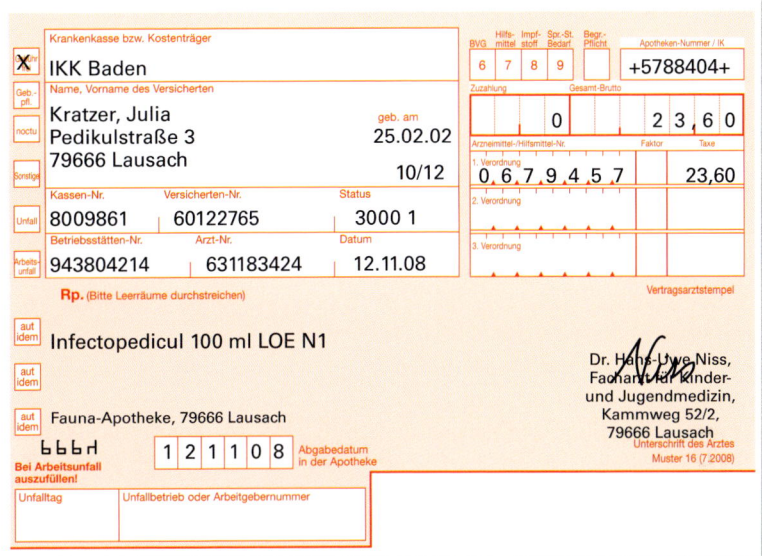

am wohlsten. Das bedeutet umgekehrt jedoch leider nicht, dass man Läuse einfach durch heißes Föhnen oder Saunagänge loswerden könnte.

Von Kopf zu Kopf

In unseren Breiten übertragen Kopfläuse keine Krankheiten und besiedeln ausschließlich den Menschen. Am häufigsten werden Kinder zwischen dem 3. und 11. Lebensjahr befallen, die sich viel in Gemeinschaftseinrichtungen aufhalten und engen Körperkontakt pflegen. Läuse können zwar nicht springen, jedoch flink von Haar zu Haar überwandern – z.B. wenn Kinder beim Spielen die Köpfe zusammenstecken. Eine indirekte Übertragung durch gemeinsam benutzte Kämme, Mützen, Kopfstützen, Fahrradhelme etc. kommt dagegen nur selten vor.

Umgehend und gründlich

Der Kinderarzt hat die Befürchtung von Frau Kratzer* bestätigt: Ihre Tochter Julia hat Kopfläuse mit nach Hause gebracht. Nun legt sie ein Rezept über das Pedikulozid Infectopedicul® Lösung bei Ihnen in der Apotheke vor. Der Wirkstoff Permethrin – eine chemische Weiterentwicklung des Pyrethrum-Extrakts – vernichtet Läuse, indem es deren Nervensystem lahmlegt. Seine eiabtötende Wirkung ist dagegen nicht eindeutig belegt.

Falls Frau Kratzer noch zögerlich sein sollte, machen Sie ihr klar, dass jeder Kopflausbefall behandlungsbedürftig ist: „Abwarten bringt nichts und Julia würde eine Lausquelle bleiben." Dann kommen Sie gleich zum wichtigsten Punkt Ihrer Beratung, der korrekten Präparateanwendung: „Nachdem Sie Julias Haare gewaschen und frottiert haben, müssen ihre kinnlangen Haare mit der unverdünnten Infectopedicul® Lösung gründlich durchtränkt werden. Dazu ist etwa die Hälfte des Flascheninhalts notwendig." Dabei empfiehlt es sich, ein Handtuch umzulegen und von außen nach innen zu arbeiten, um den Läusen den Fluchtweg abzuschneiden. Wichtiger Zusatzhinweis: „Die Haare in Kopfhautnähe besonders gut benetzen, denn hier sitzen die meisten Läuse." Die Lösung muss 30 bis 45 Minuten auf dem unbedeckten Haar einwirken und wird dann mit klarem, warmem Wasser ausgespült. Was viele übersehen: „Danach sollten Sie Julias Haare mindestens drei Tage lang nicht mit Shampoo waschen, allenfalls mit Wasser spülen. Denn der Wirkstoff soll im Haar nachwirken, um noch eventuell schlüpfende Läuse zu erfassen."

Das Robert Koch-Institut (RKI) weist in seinen Empfehlungen zur Kopflausbehandlung eindringlich darauf hin, dass (unabhängig vom eingesetzten Pedikulozid) nach 8 bis 10 Tagen eine Wiederholungsbehandlung durchgeführt werden muss. Nach dieser Zeit sind aus nicht abgetöteten Eiern Larven geschlüpft, aber noch keine neuen Eier entstanden.

Nicht ohne Nissenkamm

Machen Sie Frau Kratzer darauf aufmerksam, dass zu einer Kopflausbehandlung stets das nasse Auskämmen gehört. Bieten Sie ihr hierzu einen Nissenkamm an: „Diese eng stehenden Zinken erleichtern das Abstreifen der am Haar haftenden Nissen." Damit sollte sie täglich Julias Haare systematisch Strähne für Strähne mit festem Zug von der Kopfhaut zu den Haarspitzen durcharbeiten – möglichst über dem Waschbecken. Diese Prozedur ist natürlich etwas mühsam, dient aber dem Behandlungserfolg und der Therapiekontrolle. Damit sich Julia erst gar nicht über das Ziepen des Nissenkamms beklagt, geben Sie noch einen nützlichen Tipp: „Ab Tag 3 nach der Infectopedicul®-Anwendung können Sie eine Auskämmhilfe einsetzen." Hierzu dient z.B. eine Spülung mit Essigwasser (1 : 2 verdünnter Speiseessig), ein spezielles Haargel (z.B. Infectopedicul® Nissen-Gel) oder ein Haarconditioner (z.B. Rausch Kräuter Entwirr-Spray). Solche Produkte sind vor allem bei Kindern mit dicken, dichten Haaren oder empfindlichen Personen eine sinnvolle Zusatzempfehlung. Und vielleicht ist Frau Kratzer auch gleich an einem Shampoo interessiert, was etwas dazu beitragen kann, erneuten Läusebefall abzuwehren (z.B. Rausch Weidenrinden Shampoo).

Die ganze Wohnung entlausen?

Beruhigen Sie überbesorgte Eltern, die beim Lausbefall ihres Kindes gleich meinen, das ganze Haus renovieren zu müssen. Da Läuse nur kurze Zeit ohne menschlichen Kontakt überleben, genügt es, sich auf ein paar Reinigungsaktionen zu beschränken:
- Kämme, Haarbürsten und Haarspangen in heißer Seifenlösung gründlich säubern
- Kleidung, Bettwäsche, Handtücher wechseln und bei 60° C waschen
- Teppiche, Sitzpolster, Autositze etc. absaugen
- Kopfbedeckungen, Schals und andere Gegenstände, auf die Kopfläuse gelangt sein könnten, drei Tage lang in einer Plastiktüte verwahren, um die Läuse auszuhungern.

Eltern in die Pflicht nehmen

Nach sachgerechter Infectopedicul®-Anwendung und sorgfältigem Auskämmen ist Julia höchstwahrscheinlich lausfrei. Sie darf daher auch gleich anschließend wieder in die Schule. Eine vorsorgliche Mitbehandlung von Julias Familienmitgliedern ist nicht automatisch notwendig. Doch sollten alle Kontaktpersonen informiert und auf Kopfläuse hin untersucht werden. Außerdem sind Eltern stets dazu verpflichtet, Gemeinschaftseinrichtungen, die ihr Kind besucht, den Kopflausbefall mitzuteilen – auch wenn die Behandlung bereits durchgeführt ist.

Das Wichtigste in Kürze
» *Jeder Kopflausbefall muss umgehend behandelt werden*
» *Das gewaschene, noch feuchte Haar mit Infectopedicul® gut durchtränken*
» *30 bis 45 Minuten einwirken lassen, dann mit Wasser ausspülen*
» *Frühestens nach 3 Tagen ein Shampoo verwenden*
» *Wiederholungsanwendung nach 8 bis 10 Tagen*
» *Haare täglich mit einem Nissenkamm durcharbeiten*
» *Nützliche Produkte als Auskämmhilfe einsetzen*
» *Auf sinnvolle begleitende Reinigungsmaßnahmen beschränken*

> » *Informationspflicht der Eltern gegenüber Schule, Kindergarten und Kontaktpersonen*
> » *Patient gilt nach sachgerechter Erstbehandlung als lausfrei.*

6.6 Infektiöses Ekzem

Das kennen Sie bestimmt: Eine Kundin klagt lang und breit über ihr belastendes Hautekzem. Doch den vom Arzt verschriebenen Salben steht sie trotzdem ablehnend gegenüber. Nun sind Ihrerseits Geduld, Einfühlungsvermögen und vor allem stichhaltige fachliche Argumente gefragt. Denn die Kundin sollte spätestens in der Apotheke Sinn und Nutzen ihrer Medikamente verstehen. Oft haben Sie es dabei in der Hand, den Therapieerfolg überhaupt erst zu ermöglichen.

Natürlich können effektiv wirksame Arzneimittel wie Lokalantibiotika und Cortisonsalben Nebenwirkungen haben. Entscheidend ist daher ihr richtiger Einsatz und vor allem die Anwendungsdauer: Eine lokale Kurzzeitbehandlung ist in der Regel unproblematisch. Beim vorliegenden Rezeptbeispiel ist die Anwendungstechnik der verordneten Salben rasch erklärt. Daher können Sie sich im Abgabegespräch auf das tatsächliche Nutzen-Risiko-Verhältnis für die Patientin und auf die Verbesserung der Compliance konzentrieren.

Für Sie kurz wiederholt

Das Antibiotikum Fusidinsäure (Fucidine®) ist der einzige Vertreter der Steroidantibiotika. Es hemmt die bakterielle Proteinbiosynthese an den Ribosomen. Das Wirkspektrum umfasst multiresistente Staphylokokken wie z.B. den Hautkeim *Staphylococcus aureus*, der Hautinfektionen wie Impetigo, Fullikulitis, Furunkulose etc. verursacht. Fusidinsäure steht in Deutschland ausschließlich zur äußerlichen Anwendung zur Verfügung. Damit ist der klinische Grundsatz erfüllt, lokal möglichst nur solche Antibiotika einzusetzen, die nicht systemisch verwendet werden.

Mometasonfuroat (Ecural®) zählt zu den stark wirksamen Lokalcorticoiden (Wirkstärkeklasse III). Wie alle Corticoide induziert es die Bildung antientzündlicher Mediatoren und bremst die Bildung entzündungsfördernder Zytokine. Gemäß bisherigen Daten weist Mometason ein besonders günstiges Wirkungs-Nebenwirkungs-Verhältnis auf.

Infektiöses Ekzem **6**

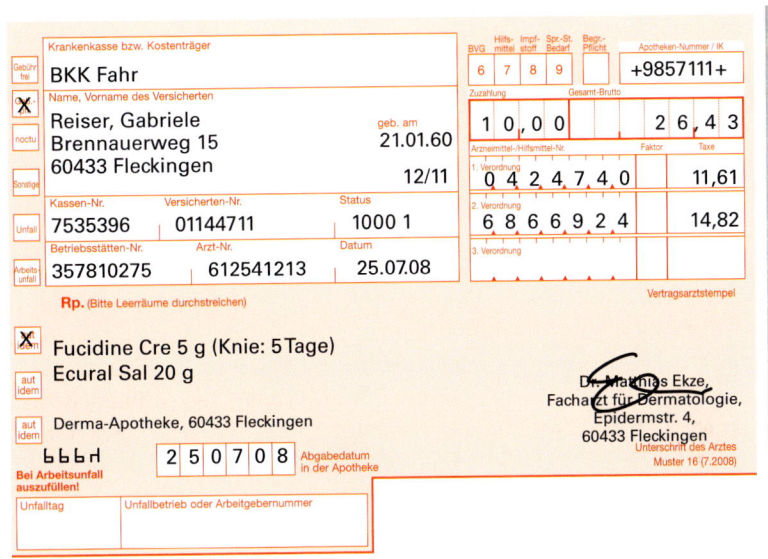

Was tun bei superskeptischen Kunden?

Machen Sie bei der Belieferung eines Rezepts kein Geheimnis daraus, um welche Arzneimittel es sich handelt: „Dies ist eine Antibiotikumsalbe, die der Arzt 5 Tage lang für Ihre Haut an den Knien vorgesehen hat. Außerdem bekommen Sie noch eine Cortisonsalbe gegen Hautentzündung". Ihre Kundin, Frau Gabriele Reiser*, reagiert darauf entsetzt: „Muss das sein? – Eigentlich bin ich gegen Cortison und Antibiotika!" Dadurch lassen Sie sich nicht irritieren, sondern machen sich zunächst mal ein Bild über den Verwendungszweck: „Darf ich fragen, warum und wo Sie die Cortisonsalbe auftragen sollen?" Denn das ist die Voraussetzung, um die Kundin anschließend sachlich und glaubhaft über das tatsächliche Nebenwirkungsrisiko aufklären zu können. Schließlich hängen die Cortison-typische Hautverdünnung oder die Cortisonaufnahme ins Körperinnere außer von der Anwendungsdauer auch vom Umfang der zu behandelnden Fläche sowie deren Hautzustand ab. So ist z.B. dünne Haut im Gesicht und in Hautfalten deutlich empfindlicher als an Knien, Bein- oder Armaußenseiten. Frau Reiser berichtet: „Seit einigen Tagen habe ich an Beinen und Armen mehrere komische rote, juckende Fleckchen. An den Knien sitzen darauf noch gelbliche nässende Bläschen – furchtbar unangenehm!"

Cortison trotz Bakterienbefall?

Vielleicht sind Sie jetzt ins Grübeln gekommen, denn gelbes Hautsekret deutet auf Bakterienbesiedelung hin, wofür Cortison im Allgemeinen kontraindiziert ist. Doch die Kombination mit einer Antibiotikumsalbe kann bei bestimmten infektiösen Hauterkrankungen kurzfristig durchaus sinnvoll sein. Denn durch das Cortison soll die Hautentzündung gebremst und damit den Bakterien ihr Nährboden entzogen werden.

Anwendung präzisieren

Nun gehen Sie konkret auf Frau Reisers Bedenken ein: „Natürlich kann Cortison Nebenwirkungen verursachen. Doch diese treten in der Regel nur nach langfristiger Einnahme von Cortisontabletten auf. Die kurzfristige äußerliche Anwendung einer Cortisonsalbe auf kleinen Hautbezirken wie in Ihrem Fall ist dagegen recht unproblematisch." Dennoch ist folgender Hinweis wichtig: „Es genügt, wenn Sie die Ecural® Salbe einmal täglich in dünner Schicht auf die roten Stellen auftragen. Die Haut kann danach allerdings kurzfristig etwas brennen." Dicke Salbenverbände mit Abdeckungen helfen nicht besser, sondern erhöhen nur die Resorptionsgefahr. „Wenn Sie sich an die vereinbarte Anwendung halten, findet keine nennenswerte Aufnahme des Cortisons ins Körperinnere statt." Das wäre erst nach mehrwöchiger großflächiger Anwendung (> 20 % der Körperfläche) ein Thema.

Beides ist sinnvoll

Jetzt leiten Sie zum nächsten Präparat über: „Sollen Sie die Fucidine® Creme auf den Knien mit einem Verband abdecken?" Dann wäre einmal tägliches Auftragen ausreichend. Ansonsten gilt: 3-mal täglich auf die bläschenbefallenen Stellen auftragen. Die zeitliche Begrenzung auf 5 Tage ist ernst zu nehmen: „Sollte sich nach 5 Tagen die gelbliche Hautveränderung an den Knien nicht gebessert haben, dann halten Sie bitte mit Ihrem Arzt Rücksprache."

Vielleicht kommt auch noch folgender Einwand von Frau Reiser: „Aber viele Antibiotika sind doch wirkungslos geworden!" Nun kommt Ihnen erneut Ihr Fachwissen zugute: „Fucidine® zählt zu den zuverlässigsten Hautantibiotika. Speziell bei diesem Wirkstoff gab es in den letzten Jahren praktisch keine Resistenzprobleme." Auch Kreuzresistenzen sind nicht bekannt.

Positives betonen – die Compliance fördern

Die Compliance fördert auch folgender Zusatz: „Der Wirkstoff aus Fucidine® kann den gelben Wundbelag und Wundschorf durchdringen und so auch Erreger in tiefer liegenden Hautschichten erwischen." Die systemische Resorptionsrate von Fusidinsäure ist mit 2 bis 10 % dabei vernachlässigbar. Was Frau Reiser bestimmt gerne hört: „Die Creme kühlt angenehm, zieht rasch ein und verschmutzt die Kleidung nicht."

Noch ganz Praktisches

Gerade heikle und kritische Kunden sind oft besonders dankbar, wenn man auf ihre Bedenken ernsthaft eingeht und ihnen darüber hinaus noch praktische Hilfestellung geben kann. Dabei bieten sich im Fall von Salbenverordnungen Einweghandschuhe oder Salbenspatel an. Außerdem sollte Frau Reiser von Ihnen erfahren, dass es im Anschluss an die ärztlich verordnete Therapie gute Möglichkeiten gibt, die abgeheilten Hautstellen mit cortison- und antibiotikafreien Präparaten nachzubehandeln. In Frage kommen z.B. Ekzevowen® derma Creme, Panthenol-Spray, Linola®-Fett, Halicar® Creme, Essex Basiscreme und, und, und ...... Tauschen Sie sich doch mal im Team darüber aus. Wetten, dass dann noch viele gute Ideen zusammenkommen?

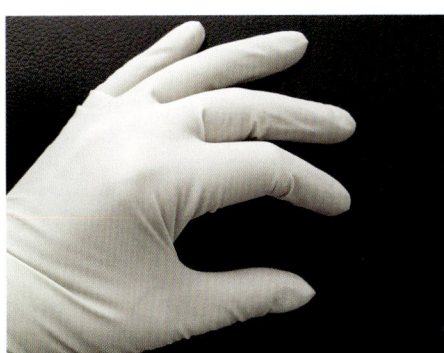

Abb. 6.3: Zum hygienischen Auftragen von Salben können Sie Kunden Salbenspatel oder Einweghandschuhe empfehlen.
Quelle: ©Gabriele Abu-Dayeh/fotolia.de

Das Wichtigste in Kürze

» *Ecural®* Salbe 1-mal täglich dünn ohne Verband auftragen
» Cortison-typische Nebenwirkungen sind bei zeitlich und lokal begrenzter Anwendung selten
» Kurzfristiges Brennen nach dem Auftragen von *Ecural®* ist möglich, aber harmlos
» *Fucidine®* Creme dringt auch in tiefer liegende infizierte Hautschichten ein
» Besserung sollte sich innerhalb 5 Tagen einstellen
» Die Wirkstoffresorption aus beiden Salben ist vernachlässigbar gering
» Das Hautantibiotikum *Fucidine®* ist praktisch ohne Resistenzproblematik
» Einweghandschuhe oder Salbenspatel erleichtern das hygienische Auftragen
» Mehrere OTC-Präparate sind zur Nachbehandlung geeignet.

Frauenleiden und Verhütung

Über manche gesundheitlichen Themen spricht sich's von Frau zu Frau einfach leichter. Daher haben Sie gegenüber Ihren männlichen Kollegen im HV bei der Rezeptbelieferung von frauenspezifischen Medikamenten einen klaren Vorteil. Wie Sie diesen dazu nutzen können, um Ihren Kundinnen sinnvolle Zusatzinfos zu den ausgehändigten Medikamenten mit auf den Weg zu geben, welche Formulierungen dazu geeignet sind und wie man überhaupt den Draht zur Kundin aufbaut – das sollen Ihnen unsere vorgestellten „Frauen-Rezepte" genauer zeigen.

7.1 Vaginalmykose

Die Kurzzeitbehandlung von Vaginalmykosen ist zwar auch in der Selbstmedikation möglich. Dennoch suchen manche Frauen zunächst ihren Gynäkologen auf. Wenn die Scheidenpilzsymptome bei einer Kundin zum ersten Mal auftreten, ist für sie der Gang zum Arzt ohnehin notwendig. Dieser verschreibt dann oft ein Präparat, das auch Sie in der Beratung empfohlen hätten. Obwohl die Medikamentenauswahl der Arzt dann also schon erledigt hat, bleibt für Sie in der Beratung aber meist trotzdem noch genügend Arbeit übrig.

Vaginale Pilzinfektionen gehören zu den häufigsten Frauenleiden: Über 70 % aller Frauen sind mindestens einmal im Leben davon betroffen. Manche müssen sich immer wieder mit dieser an sich harmlosen, aber extrem lästigen Erkrankung herumschlagen. Während Vaginalmykosen für Sie in der Apotheke zum Alltag gehören, ist dieses Thema Betroffenen oft sehr peinlich. Ein Grund: Viele betrachten dieses Leiden fälschlich als Geschlechtskrankheit. Eine Ansteckung beim Partner ist zwar möglich, aber eher selten. Klären Sie daher verunsicherte Kundinnen auf: Gewöhnlich holt man sich Vaginalpilze nicht, man hat sie! Denn auch bei Gesunden kommen sie in geringer Zahl auf der Haut und den Schleimhäuten des Magen-Darm-Trakts, der Mundhöhle oder der Vagina vor. Zu Symptomen einer Vaginalmykose kommt es erst, wenn sich Pilze übermäßig vermehren. In 90 % aller Fälle ist der Hefepilz *Candida albicans* der Übeltäter.

Schlagartiger Beginn

Bei gesundem Immunsystem kann die physiologische, pH-saure Scheidenflora mit Millionen von Lactobazillen normalerweise *Candida albicans* gut in Schach halten. Ist jedoch die Immunlage instabil (z.B. bei Diabetes, Cortisontherapie) oder wird das Scheidenmilieu gestört (z.B. durch Antibiotikaeinnahme, Hormonschwankungen, ungeeignete Intimpflege, Stress), kann sich der Hefepilz rasant vermehren. Dies spürt frau an plötzlich auftretenden typischen Symptomen: Juckreiz, Brennen, Rötung, krümeliger Ausfluss (der im Gegensatz zu bakteriellen Infektionen fast geruchlos ist). Leider verschwindet ein Vaginalpilz praktisch nie von selbst. Medikamentöse Maßnahmen sind also in der Regel unumgänglich.

Für Ihren Hinterkopf

Vaginalmykosen werden gewöhnlich lokal behandelt. Dabei kommt häufig das Breitbandantimykotikum Clotrimazol (z.B. in KadeFungin®) zum Einsatz. Clotrimazol ist ein Imidazolderivat, das die Biosynthese von Ergosterol, einem essenziellen Baustein der Pilzzellmembran, hemmt (fungistatische Wirkung). In höheren Konzentrationen soll Clotrimazol auch direkt die Zellmembran verändern und so zur Zelllyse führen (fungizide Wirkung). Aufgrund seiner geringen Resorptionsquote sind systemische Nebenwirkungen bei Clotrimazol-haltigen Vaginalia sehr unwahrscheinlich.

Vagiflor® Zäpfchen enthalten gefriergetrocknete Kulturen des Milchsäurebakteriums *Lactobacillus acidophilus* mit 10^7 bis 10^8 lebensfähigen Keimen/g. Diese sollen die Vaginalschleimhaut besiedeln und damit pathogene Keime wie z.B. *Candida albicans* verdrängen oder abhalten. Außerdem helfen die zugeführten Lactobazillen der körpereigenen Scheidenflora bei der Milchsäureproduktion und fördern damit die Wiederherstellung oder Aufrechterhaltung des sauren pH-Milieus.

Mit Vaginaltabletten richtig umgehen

Frau Michaela Göbel* übergibt Ihnen etwas zerknirscht ein Rezept: „Erst musste ich kürzlich ein Antibiotikum gegen meine Bronchitis nehmen und nun habe ich mir das eingehandelt!" Sie spannen so den Bogen zum Beratungsgespräch: „Leider beeinträchtigt ein Antibiotikum manchmal die Scheidenflora, so dass sich dort siedelnde Pilze plötzlich vermehren und unangenehme Beschwerden auslösen können." Für Frau Göbel ist nun wichtig zu erfahren, dass ihr das vaginal anzuwendende Antimykotikum KadeFungin® bei korrekter Anwendung rasch spürbare Linderung bringt. Erklären Sie ihr deshalb – was in der Arztpraxis oft zu kurz kommt – das praktische Handling des Medikaments: „Dieses Präparat enthält neben einer Creme für die äußeren Bereiche auch Vaginaltabletten zum Einführen in die Scheide." (Schon so manche Vaginaltablette soll aus Unkenntnis geschluckt worden sein ....) „Am besten führen Sie die Vaginaltabletten vor dem Schlafengehen in Rückenlage mit leicht angezogenen Beinen so tief wie möglich ein." Dem Präparat liegt ein Applikator bei, womit jedoch nicht jede Patientin umzugehen weiß. „Den Stab herausziehen, die Vaginaltablette am breiten Ende einsetzen und dann in die Scheide einführen. Anschließend wird der Stab bis zum Anschlag durchgedrückt und so die Vaginaltablette tief in der Scheide platziert." Vergessen Sie nicht, Ihre Kundin darauf aufmerksam zu machen, dass der Applikator nach jeder Anwendung zerlegt, mit warmem (nicht kochenden) Wasser sorgfältig gereinigt und getrocknet werden muss!

Konsequent anwenden

Die Creme aus der KadeFungin®-Kombipackung soll Frau Göbel dagegen, sofern ihr Frauenarzt nichts anderes vorgesehen hat, 3-mal täglich anwenden. Dabei werden alle betroffenen äußeren Haut- und Schleimhautbereiche bis zum After dünn bestrichen. Auch wenn die kombinierte Lokaltherapie Frau Göbel ihre Beschwerden vielleicht schon nach einem Tag vergessen lässt, sollte sie Vaginaltabletten und Creme über drei Tage ohne Unterbrechung weiter konsequent anwenden. „Sonst besteht die Gefahr, dass Sie wieder von vorne anfangen müssen."

Was es zu Vagiflor® zu sagen gibt

Hat der Frauenarzt Frau Göbel schon erklärt, wann sie mit den Vagiflor® Vaginalzäpfchen beginnen soll? Um die Wirkung der darin enthaltenen lebensfähigen Milchsäurebakterien nicht durch andere Wirkstoffe zu beeinträchtigen, empfiehlt sich ein paar Tage zeitlichen Abstand zu einer vorangegangenen antiinfektiven Therapie – mit lokalen Antimykotika genauso wie mit Antibiotika einzuhalten. „Ist die KadeFungin®-Behandlung erfolgreich abgeschlossen, beginnen Sie ein paar Tage später mit diesen Scheidenzäpfchen, die Ihre Vaginalschleimhaut wieder stärken." Wenn nicht anders verordnet, wird an sechs Abenden ein Vaginalzäpfchen mit dem Finger tief in die Scheide eingeführt. Während Sie in der Apotheke Vagiflor® bis zur Abgabe im Kühlschrank aufbewahren müssen, kann Frau Göbel das Präparat während des 6-tägigen Anwendungszeitraums problemlos bei Zimmertemperatur lagern. Noch ein Tipp: „Da der Fettanteil aus den Vagiflor® Zäpfchen zum Großteil die Scheide wieder verlässt, empfehle ich Ihnen, während dieser Zeit Slipeinlagen zu tragen." Tampons sind nicht geeignet, denn sie würden auch die wirkstoffhaltige Scheidenflüssigkeit aufsaugen. Und auch das sollte Frau Göbel wissen: Im Vaginalbereich anzuwendende Medikamente können die Reißfestigkeit von Kondomen beeinträchtigen, so dass deren Sicherheit in dieser Zeit nicht gewährleistet ist.

Noch ein paar nützliche Tipps

Nachdem Sie Frau Göbel erklärt haben, dass sie die beiden nicht verschreibungspflichtigen Präparate auf Privatrezept komplett selbst bezahlen muss, können Sie das Beratungsgespräch mit Tipps zur Vaginalpilzprophylaxe Zusatzempfehlungen abrunden:
- Während einer akuten Pilzinfektion Unterwäsche, Handtücher, Waschlappen nach einmaligem Gebrauch auskochen oder Canesten® Hygiene Wäschespüler einsetzen
- Zur Intimpflege schonende, pH-saure Spezialprodukte wie z.B. Sagella®, Lactacyd®, Dercome® benutzen

- Auf eng anliegende Unterwäsche aus Kunstfasern verzichten
- Keine langen Wannenbäder mit Schaumbadzusatz nehmen
- An schwachen Menstruationstagen keine Tampons verwenden
- Keine übermäßige Intimhygiene mit Scheidenspülungen oder -sprays betreiben
- Nach dem Toilettengang auf die richtige Wischtechnik – von vorne nach hinten – achten!

7.2 Verhütungsring (Nuvaring®)

Wie war doch gleich die Anwendungstechnik beim Verhütungsring? Darf man ihn zwischendurch mal entfernen? Und warum muss man in der Apotheke das Abgabedatum auf der Faltschachtel vermerken? Wenn Ihnen auf dem Weg zur Nuvaring®-Kühlschublade schon mal derartige Fragen durch den Kopf geschossen sind, können Sie von dieser Rezeptbesprechung bestimmt profitieren.

Beim Thema „Verhütung" haben Sie als weibliche Apothekenmitarbeiterin einen Riesenvorteil: Von Frau zu Frau, also von PTA zu Kundin, spricht es sich darüber einfach leichter – erst recht, wenn es dabei um ganz praktische Anwendungshinweise geht. So z.B. auch bei der Abgabe von Nuvaring®, dem ersten Vaginalring zur Empfängnisverhütung. Vielleicht hat der verschreibende Arzt dazu schon einiges erklärt, vielleicht aber auch nicht. Dann ist Ihr Einsatz gefragt. Halten Sie sich dafür fachlich fit und rufen Sie sich die wichtigsten Hintergrundinfos ins Gedächtnis zurück!

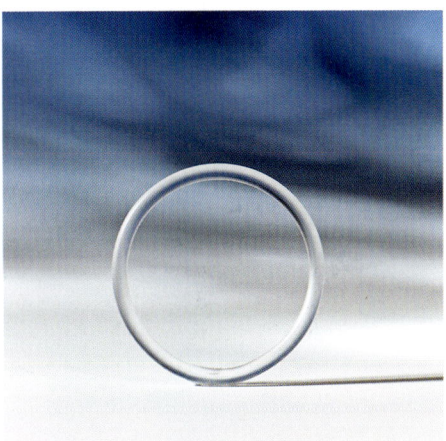

Abb. 7.1: Das im Nuvaring® eingebaute Wirkstoffdepot setzt kontinuierlich ein Estrogen und ein Gestagen frei, die über die Scheidenwand in den Körper gelangen.
Quelle: Essex Pharma GmbH.

Das Ringprinzip

Der biegsame, rund 5 cm große und 4 mm dünne Verhütungsring Nuvaring® besteht aus einem silikon- und latexfreien Kunststoff (Ethylenvinylacetat). Das darin eingebaute Wirkstoffdepot setzt kontinuierlich ein Estrogen (Ethinylestradiol 15 µg/Tag) und ein Gestagen (Etonogestrel 120 µg/Tag) frei. Über die Scheidenwand gelangen die Hormone in den Blutkreislauf. Das Estrogen unterdrückt die Ovulation, das Gestagen verhindert den Aufbau der Uterusschleimhaut und verändert die Schleimkonsistenz im Gebärmutterhals, so dass Spermien kaum mehr eindringen können. Der Wirkmechanismus entspricht damit dem einer niedrig dosierten Pille. Entsprechend liegt der Pearl-Index für den Verhütungsring mit 0,65 in der Größenordnung einer Kombi-Pille.

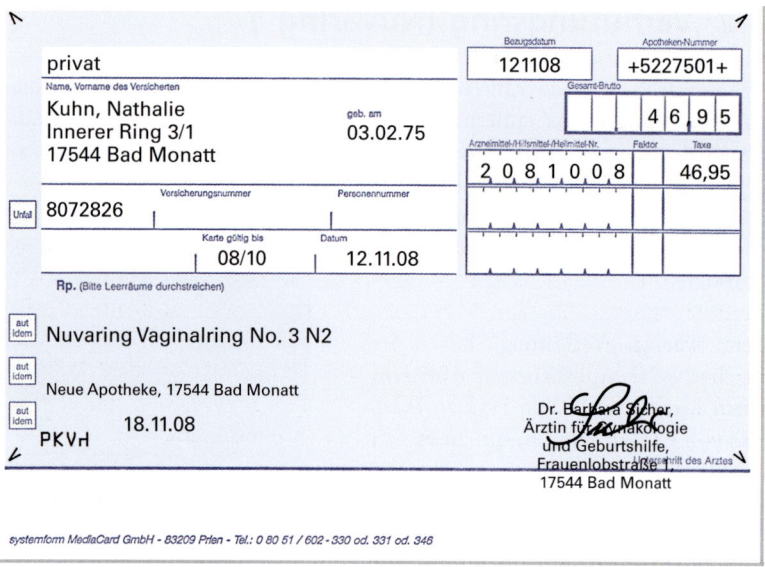

Pearl-Index

» Der Pearl-Index ist ein Maß für die Sicherheit einer Verhütungsmethode. Der Wert gibt an, wie viele von 100 Frauen, die ein Jahr lang eine bestimmte Verhütungsmethode anwenden, trotzdem ungewollt schwanger werden. Je kleiner der Pearl-Index, desto sicherer also die Methode.

Hilfreich für den Gesprächseinstieg

In der HV-Hektik zwar manchmal lästig, als Gesprächseinstieg jedoch geradezu ideal: Das vorgesehene Eintragen des Abgabedatums auf der Nuvaring®-Packung. Während Sie das Datum im vorgesehenen Feld notieren, erklären Sie Ihrer Kundin: „Weil die Ringe nach 4 Monaten Lagerung bei Raumtemperatur nicht mehr verwendet werden sollen, trage ich Ihnen hier das heutige Datum sowie den letztmöglichen Einlegetermin ein. Wenn Sie das Präparat wie wir in der Apotheke ununterbrochen im Kühlschrank aufbewahren, gilt das Verfalldatum." Kommt von der Kundin daraufhin vielleicht nur ein „Aha" oder „Soso", fahren Sie unbeirrt fort: „Die kleinen Sticker aus der Packung können Sie in Ihren Kalender kleben – als Gedächtnisstütze, wann der gebrauchte Ring entfernt und ein neuer eingelegt werden muss." Und auch die Entsorgung des Präparats ist ein Beratungsthema: „Gebrauchte Ringe dürfen nicht in der Toilette hinuntergespült werden. Sie sollten zurück in den wiederverschließbaren Beutel und dann in den Hausmüll wandern."

Bitte stets pünktlich

Die verschriebene Dreierpackung aus unserem Rezeptbeispiel spricht dafür, dass Frau Kuhn* den Verhütungsring nicht zum ersten Mal erhält. Hat die junge Kundin es eilig oder ist sie vielleicht doch an ein paar Infos interessiert? Sie machen ihr einfach ein Gesprächsangebot: „Das Einlegen erfordert zwar etwas Übung, doch man kann dabei eigentlich nichts falsch machen – Hauptsache, man spürt den Ring anschließend nicht." Der Ring wird zwischen Daumen und Zeigefinger zusammengedrückt und wie ein Tampon tief in die Scheide eingebracht. Die genaue Position hat dabei keinen Einfluss auf die sichere Wirkung. Ein Hinaufwandern in die Gebärmutter, was manche Frauen befürchten, ist anatomisch nicht möglich, da der Muttermund nur eine winzige Öffnung aufweist.

Wichtiger Hinweis: „Achten Sie darauf, den Ring immer pünktlich zur gleichen Tageszeit einzulegen und zu entfernen." Hat Frau Kuhn ihren ersten Ring z.B. Sonntags um 22 Uhr eingelegt, sollte sie ihn 3 Wochen später zur gleichen Uhrzeit entfernen und den neuen Ring am darauffolgenden Sonntagabend wieder gegen 22 Uhr einlegen. In der ringfreien Woche erfolgt normalerweise die Abbruchblutung.

Was frau noch wissen sollte

Manche Anwenderinnen haben Sorge, der Ring könnte aus der Scheide herausrutschen. Doch das passiert höchst selten – allenfalls mal während des Geschlechtsverkehrs, beim Entfernen eines Tampons (beides ist übrigens mit Ring problemlos möglich) oder bei starkem Stuhlgangpressen. Ihre Kundin scheut sich vermutlich, diese Fragen anzusprechen. Geben Sie Ihr daher durch folgende Infos Sicherheit: „Normalerweise kann der Ring bei allen Aktivitäten an Ort und Stelle verbleiben. Im Ausnahmefall können Sie ihn mal für bis zu 3 Stunden entfernen. Danach oder falls er doch mal von selbst herausgerutscht sein sollte, einfach mit kaltem Wasser abspülen und wieder einsetzen." Dies darf jedoch nicht regelmäßig erfolgen und danach muss der Ring auf jeden Fall wieder mindestens 24 Stunden in der Scheide bleiben. Sport jeder Art – auch Schwimmen – ist mit dem Ring natürlich problemlos möglich.

Der Ring und andere Medikamente

Große Vorteile des Verhütungsrings sind: Frau muss nicht täglich, sondern nur zweimal pro Monat daran denken. Außerdem werden tägliche Hormonschwankungen vermieden. Erbrechen oder Durchfallerkrankungen gefährden die verhütende Wirkung nicht. Vaginalzäpfchen und -cremes dürfen in der Regel gleichzeitig mit dem Ring verwendet werden. Doch mögliche Wechselwirkungen mit oralen Arzneimitteln, welche die Hormonwirkung herabsetzen können, sind beim Verhütungsring genauso wie bei der Pille zu beachten (manche Antibiotika, Antiepileptika, Johanniskrautpräparate etc.). Machen Sie Frau Kuhn zum Gesprächsabschluss also unbedingt darauf aufmerksam oder fragen Sie sie nach Begleitmedikamenten. Und noch etwas: Der Verhütungsring bietet natürlich keinen Schutz vor sexuell übertragbaren Krankheiten!

Das Wichtigste in Kürze
- Den Ring maximal 4 Wochen bei Raumtemperatur lagern (siehe Abgabedatum), im Kühlschrank gilt das Verfalldatum
- Gebrauchte Ringe verpackt über den Hausmüll entsorgen
- Den Ring pünktlich stets zur gleichen Uhrzeit einlegen und entfernen
- Nach drei Wochen folgt 1 Woche Ringpause
- Richtig eingesetzt ist der Ring nicht spürbar
- Ausnahmsweise darf der Ring für maximal 3 Stunden entfernt werden
- Tampons, Geschlechtsverkehr, Schwimmen und Ovula stören nicht
- Vorsicht vor systemischen Arzneimittel-Wechselwirkungen.

Andere Erkrankungen

Natürlich gibt es noch viel mehr interessante Beratungsthemen auf Rezept, als wir in den vorangegangenen sieben indikationsbezogenen Kapiteln besprechen konnten. Um den Buchumfang nicht zu sprengen, aber trotzdem noch ein paar markante apothekenrelevante Themen aufzugreifen, stellen wir in diesem bunten Kapitel ein paar Rezepte aus ganz verschiedenen Indikationsbereichen vor. Und natürlich ließe sich auch dieses Kapitel – das ist ja das Schöne an Ihrem vielseitigen Arbeitsgebiet als PTA – fast endlos fortsetzen ......

8.1 Glaukom

Dass sich die Beratung bei Belieferung einer ärztlichen Verordnung keinesfalls erübrigt, sondern dann oft erst richtig beginnt, soll unser Rezeptbeispiel zur Glaukom-Therapie zeigen. Schließlich schleichen sich gerade bei der Anwendung von Augentropfpräparaten in der Praxis häufig Fehler ein. Manche Patienten haben auch einfach nur Probleme beim Handling der Tropffläschchen. Leider berichten Ihnen die wenigsten Patienten von sich aus davon. Daher sind bei der Abgabe von Augentropfen auf Rezept Beratungsinitiative und handfeste Anwendungstipps gefragt!

Das Glaukom („Grüner Star") ist nach dem Diabetes die zweithäufigste Erblindungsursache in den Industrieländern. Etwa 2 % der über 40-Jährigen leiden an dieser Augenerkrankung, viele ohne es zu wissen. In der Regel liegt dem Glaukom ein erhöhter Augeninnendruck zugrunde. Dadurch wird auf Dauer der Sehnerv irreversibel geschädigt, was zu Gesichtsfeldausfällen bis zum völligen Sehverlust führen kann. Tückischerweise spürt der Patient lange Zeit nichts davon.

Hintergrundwissen für Sie

Der Augeninnendruck ergibt sich aus dem Zusammenspiel von Produktion und Abfluss des Kammerwassers (nicht zu verwechseln mit der Tränenflüssigkeit auf der Augenoberfläche). Das Kammerwasser wird im Ziliarkörper gebildet. Es gelangt durch die Pupille aus der hinteren in die vordere Augenkammer und strömt über die Hornhautrückseite in den Kammer-

Andere Erkrankungen

winkel. Dort fließt es über ein Gewebegeflecht (Trabekelwerk) in den Schlemm-Kanal ab (siehe Abb. 8.1). Außerdem wird ca. ein Drittel des Kammerwassers über den so genannten uveoskleralen Abfluss zwischen mittlerer und äußerer Augenhaut abgeleitet. Die gegen Glaukom eingesetzten Wirkstoffe drosseln entweder die Produktion des Kammerwassers oder verbessern dessen Abfluss.

Warum mehrere Wirkstoffe?

Bei Herrn Tietze* wurde vor einigen Monaten ein deutlich erhöhter Innendruck am linken Auge festgestellt. Seither bekommt er vom Augenarzt regelmäßig zwei Augentropfpräparate verschrieben: Trusopt® enthält als Wirkstoff Dorzolamid, das die Carboanhydrase, ein für die Kammerwasserproduktion entscheidendes Enzym, hemmt. Xalacom® ist eine Kombination aus dem Prostaglandin-$F_{2\alpha}$-Analogon Latanoprost und dem Beta-

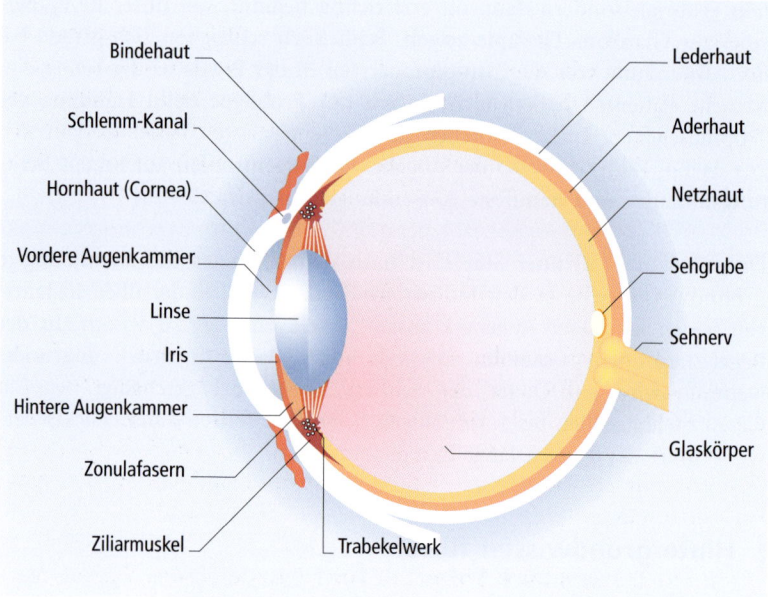

Abb. 8.1: Wie der schematische Querschnitt durch das Auge zeigt, stehen vordere und hintere Augenkammer über die Pupille in Verbindung. Das vom Ziliarkörper gebildete Kammerwasser umspült und ernährt die vordreren Augenabschnitte. Es gelangt durch die Pupille aus der hinteren in die vordere Augenkammer und wird im Kammerwinkel über das Trabekelwerk in den Schlemm-Kanal abgeleitet.

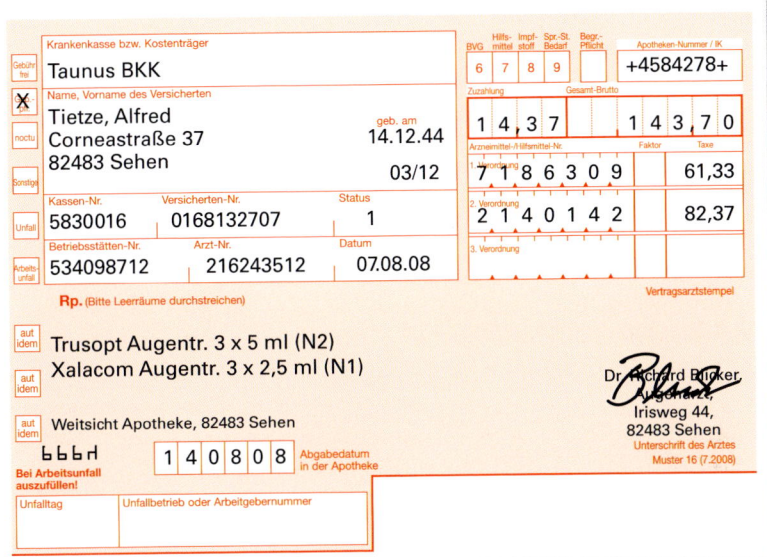

blocker Timolol. Latanoprost verbessert den uveoskleralen Abfluss und senkt den Trabekelwiderstand. Der topische Betablocker Timolol reduziert die Kammerwasserproduktion über einen bisher noch unbekannten Mechanismus. Die drei Wirkstoffe greifen also an unterschiedlichen Stellen ins Krankheitsgeschehen ein und ergänzen sich daher in ihrer Wirkung.

Konsequente Dauerbehandlung

Inwieweit diese Dreierkombination den Augeninnendruck bei Herrn Tietze ausreichend senkt (Richtwert < 20 mmHg), kann nur sein Augenarzt beurteilen. Daher sollte sich Herr Tietze dort unbedingt regelmäßig zur Kontrolluntersuchung vorstellen. Motivieren Sie in der Apotheke Glaukom-Patienten immer wieder zum eigenverantwortlichen Umgang mit ihrer Augenerkrankung!

Wie beim Bluthochdruck kommt es auch beim erhöhten Augeninnendruck auf die kontinuierliche, regelmäßige Daueranwendung der Medikamente an. Herr Tietze sollte von seinem Augenarzt genau instruiert worden sein, wie oft er welches Präparat anzuwenden hat. Faustregel: Pro Anwendung nur *ein* Tropfen ins erkrankte Auge. Trusopt® wird in Kombination mit anderen Präparaten normalerweise morgens und abends eingetropft. Xalacom® sollte dagegen nur 1-mal täglich, am besten abends, angewendet werden. An Nebenwirkungen ist bei diesen Präparaten mit lokalen Reizerscheinungen wie Bindehautrötung, Tränensekretionsstörungen, Schleiersehen oder einem Fremdkörpergefühl zu rechnen. Bemerkenswert: Latanoprost führt bei ca. 10 % der Patienten zur allmählichen, bleibenden Braunpigmentierung der Iris und zu verstärktem Wimpernwachstum.

Da ein Teil der ins Auge eingebrachten Wirkstoffe in den Körper gelangt, können Augentropfen prinzipiell auch mit systemischen Nebenwirkungen verbunden sein. So verursachen z.B. Timolol-haltige Augentropfen manchmal Blutdrucksenkung oder verstärken Asthmabeschwerden.

Augentropfen korrekt anwenden

„Kommen Sie mit Ihren Augentropfen zurecht?", eignet sich als Einstiegsfrage, um herauszufinden, ob Herr Tietze Probleme mit der Anwendung seiner Medikamente hat. Da kaum ein Patient in der Augenarztpraxis zur korrekten Applikation angeleitet wird, schadet es nicht, in der Apotheke immer mal wieder auf die richtige Anwendungstechnik hinzuweisen:

- Den Kopf nach hinten legen und das Unterlid nahe dem Wimpernansatz mit sauberen Fingern leicht herabziehen
- Die Öffnung des Augentropffläschchens möglichst senkrecht und dicht, aber ohne zu berühren über das Auge halten
- Nach oben schauen, den Blick dabei möglichst fixieren und den Lidschlag unterdrücken
- Genau einen Tropfen in den Bindehautsack fallen lassen (nicht auf die berührungsempfindliche Hornhaut)
- Das Unterlid vorsichtig loslassen und die Augenlider für ein bis zwei Minuten schließen, keinesfalls zukneifen oder blinzeln

Weitere nützliche Hinweise

Wichtiger Zusatztipp für Herrn Tietze: „Nach dem Einbringen des Tropfens für etwa eine Minute mit dem Zeigefinger bei geschlossenen Lidern leicht auf den inneren Augenwinkel neben der Nase drücken. So kann die Arzneistofflösung noch besser im Auge wirken und es gelangt weniger davon in den Körper." Trägt Herr Tietze Kontaktlinsen, kann er diese nach einer Viertelstunde wieder einsetzen.

Um einen Wash-out-Effekt zu vermeiden, sollten Sie immer mal wieder daran erinnern: „Zwischen den beiden Augentropfpräparaten einen mindestens 10-minütigen Abstand einhalten!" Und auch das beachtet nicht jeder: Augentropffläschchen sollten zum Lichtschutz stets im Umkarton aufbewahrt werden. Der Xalacom®-Hinweis „nicht über +8 °C lagern" gilt übrigens nur für die nicht angebrochenen Fläschchen der 3er-Packung. Das in Gebrauch befindliche Fläschchen darf vom Anwender bei Raumtemperatur aufbewahrt werden.

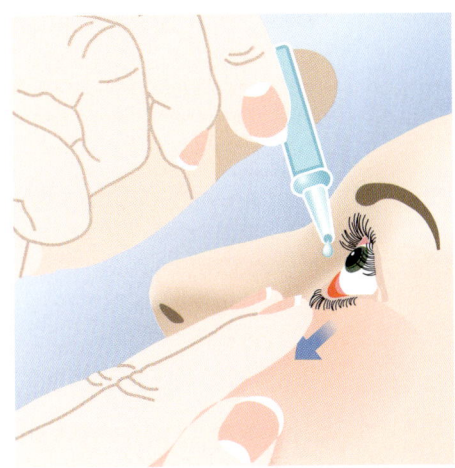

Abb. 8.2: Richtige Anwendung von Augentropfen

Technische Hilfen anbieten

Bisweilen lässt sich ein Tropfen Wirkstofflösung leichter durch Drücken auf den Flaschenboden als auf die Seitenwände entnehmen. Außerdem kommen manche Patienten mit dem so genannten Schlüsselgriff, wobei das Fläschchen mit dem Daumen gegen die gebeugten Finger gedrückt wird, besser klar als mit dem klassischen Zweifingergriff.

Ist Herr Tietze durch mangelnde Feinmotorik oder eingeschränktes Sehvermögen etwas gehandikapt, wird er Ihnen bestimmt für die Beschaffung einer Augentropf-Applikationshilfe dankbar sein. Diese erleichtert die korrekte Positionierung des Tropffläschchens über dem Auge (z.B. Autodrop®, Opticare®, Tropfspiegel von Chibret) oder die tropfenweise Dosierung (z.B. Xal-Ease®, passend für Xalacom® und Xalatan®). Einige dieser Hilfsmittel sind bei den Pharmafirmen kostenlos beziehbar und haben schon manchem Glaukom-Patienten das tägliche Tropfen erheblich erleichtert!

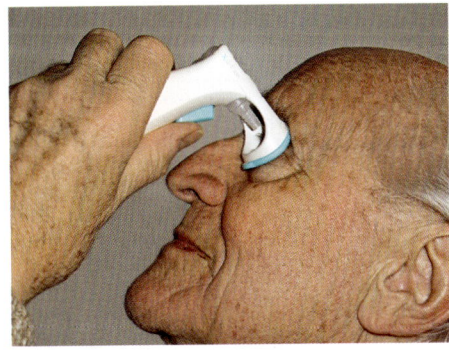

Abb. 8.3: Applikationshilfen für Augentropfpräparate sind bei manchen Pharmafirmen auf Anfrage als kostenloser Service für Ihre Kunden beziehbar. Quelle: Weber

8 Andere Erkrankungen

> **Das Wichtigste in Kürze**
> » *Glaukom-Augentropfen regelmäßig und kontinuierlich anwenden*
> » *Stets nur einen Tropfen ins Auge einbringen*
> » *Mit der Gefäßöffnung nie das Auge berühren*
> » *Den Tropfen in den Bindehautsack einbringen (nicht auf die Hornhaut fallen lassen)*
> » *Danach Augen schließen, nicht zukneifen*
> » *Durch Druck auf den inneren Augenwinkel den Abfluss verzögern*
> » *Zwischen zwei Augentropfpräparaten mindestens 10 Minuten Abstand einhalten.*

8.2 Raucherentwöhnung

Obwohl viele Raucher gerne möchten, gelingt es nur den wenigsten, dem „blauen Dunst" durch Willenskraft dauerhaft zu entsagen. An Argumenten fürs Nichtrauchen mangelt es zwar nicht. Doch Rauchen ist eine Sucht, die mit Abhängigkeit einhergeht. Wer davon loskommen will, benötigt neben Motivation daher meist auch medikamentöse Unterstützung. Dafür wurde kürzlich ein neuer Wirkstoff entwickelt: Vareniclin (Champix®). Damit Anwender maximalen Nutzen aus diesem Präparat ziehen können, sind sie auf Ihre Beratungshinweise angewiesen.

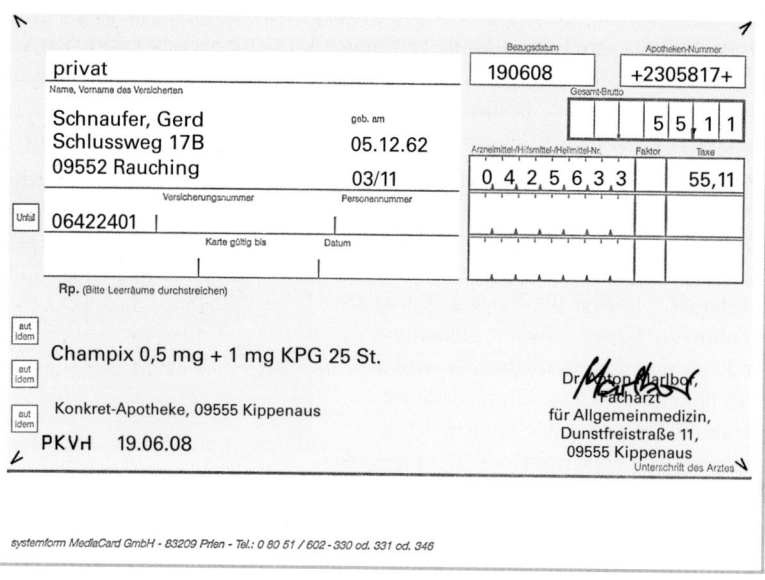

Den Glimmstängel für immer an den Nagel zu hängen fällt extrem schwer. Aus pharmakologischer Sicht ist das gut verständlich, denn Nicotin macht hochgradig abhängig – physisch und psychisch. Das liegt an den Nicotin-Wirkungen im Gehirn, wo es über Acetylcholin-Rezeptoren u.a. die Dopamin-Freisetzung erhöht. Daher schaffen nur rund 4 % der Raucher den „kalten Entzug" ohne weitere Unterstützung. Vor allem Gewohnheitsraucher sind oft auf professionelle Hilfe angewiesen. Vermutlich kennen auch Sie einige Raucher wie Herrn Schnaufer* aus unserem Rezeptbeispiel, die es zwar mit dem Ausstieg ernst meinen, jedoch bisher schon mehrmals gescheitert sind. Gerade für diese Kandidaten scheint der neue verschreibungspflichtige Wirkstoff Vareniclin (Champix®) eine erfolgversprechende Option zu sein.

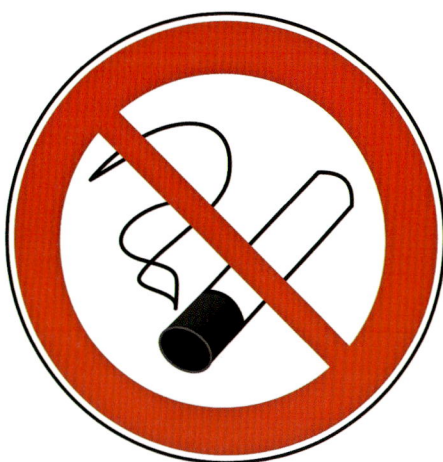

Abb. 8.4: Rauchstopp ist ohne medikamentöse Unterstützung gar nicht so einfach
Quelle: ©Wolfgang Meyer/fotolia.de

Echte Wirkstoffinnovation

Neben der Nicotin-Ersatztherapie und dem Antidepressivum Bupropion steht mit Vareniclin (Champix®) nun das dritte Medikament für die Raucherentwöhnung zur Verfügung. Der neue Wirkstoff ist ein partieller Nicotin-Agonist. Er bindet selektiv an einen Subtyp ($\alpha4\beta2$) des nicotinergen Acetylcholin-Rezeptors, den man für die suchterzeugende Wirkung des Nicotins verantwortlich macht. Dort verfolgt Vareniclin einen dualen Wirkmechanismus: Zum einen stimuliert es diesen Rezeptor, so dass zwar Dopamin im Gehirn freigesetzt wird, jedoch in geringerem Ausmaß als durch Nicotin. In der Folge werden die Nicotin-Entzugssymptome gemildert und das Rauchverlangen sinkt. Zum anderen blockiert Vareniclin diesen Rezeptor und verhindert damit, dass vorhandenes Nicotin (z.B. bei einem Rückfall) wirken kann. Das Wohlgefühl nach einer Zigarette bleibt dann aus.

Welche Erfolge sind realistisch?

Da moralische Unterstützung bei der Raucherentwöhnung eine große Rolle spielt, fangen Sie bei der Rezeptbelieferung am besten gleich damit an:

„Toll, dass Sie sich dazu entschlossen haben, das Rauchen endgültig aufzugeben. Ich wünsche Ihnen viel Erfolg dabei!" Um Herrn Schnaufers eventuelle Skepsis zu entkräften, klären Sie ihn ganz realistisch darüber auf, was er von Vareniclin erwarten kann. „Zwar kann auch Champix® keine Wunder vollbringen. Doch verglichen mit anderen Methoden sind die Erfolgsaussichten damit deutlich besser." So waren in klinischen Studien 9 bis 12 Wochen nach der Einnahme 44 % der Patienten noch abstinent (gegenüber 30 % mit Bupropion und 18 % mit Placebo). Nach einem Jahr waren von den Vareniclin-Probanden immer noch 23 % rauchfrei. Voraussetzung dafür ist, das die Eigenmotivation stimmt und das Präparat richtig angewendet wird.

Erklärungsbedürftiges Dosierungsschema

Auch wenn der Arzt die Dosierung schon angesprochen hat, sollten Sie Herrn Schnaufer die genaue Vorgehensweise noch veranschaulichen: „Bevor Sie die erste Tablette schlucken, legen Sie einen Stichtag fest, an dem Sie mit dem Rauchen aufhören möchten. Die Medikamenteneinnahme beginnt dann 1 bis 2 Wochen vor diesem Datum." Die Champix®-Startpackung unterstreicht farblich das Dosierungskonzept: „Während der ersten drei Tage nehmen Sie morgens eine weiße Tablette à 0,5 mg aus der blauen Blisterkarte ein, ab dem 4. Tag zusätzlich auch abends. Ob vor oder nach dem Essen ist unerheblich – Hauptsache regelmäßig! In Woche 2 sind dann 2-mal täglich die hellblauen Tabletten mit 1 mg aus der grünen Blisterkarte dran." Die Therapiedauer erstreckt sich normalerweise über 12 Wochen, sie kann jedoch vom Arzt um weitere 12 Wochen verlängert werden.

Während Herr Schnaufer in der ersten Woche noch weiterrauchen darf, beginnt in Woche 2 mit dem selbst definierten Stichtag der Rauchstopp. Ein nützlicher Tipp dazu: „Wählen Sie dafür möglichst einen Feiertag, ein Wochenende oder einen anderen Zeitpunkt, an dem Sie Stress, Ärger, Feierlichkeiten und anderen Rauchern aus dem Weg gehen können."

Information fördert Compliance

Um Herrn Schnaufers Compliance zu stärken, sollten Sie ihn darauf vorbereiten, dass Vareniclin zu Therapiebeginn Übelkeit verursachen kann. Auch Schlaflosigkeit, abnorme Träume oder Kopfschmerzen treten gelegentlich auf. Die Gewichtszunahme fiel in Studien mit knapp 3 kg relativ moderat aus. Damit Ihr Kunde erst gar nicht zu experimentieren beginnt, ergänzen

Sie: „Ob sich die Wirkung von Vareniclin mit anderen Entwöhnungspräparaten steigern lässt, ist bisher noch nicht untersucht und daher auch nicht empfehlenswert."

Wenn die Krise kommt

Praktisch jeder werdende Nichtraucher durchläuft Krisenzeiten, in denen er „nur diese eine rauchen möchte." Daher gilt es, solche Situationen rechtzeitig zu erkennen und Gegenstrategien parat zu haben. Geben Sie Herrn Schnaufer dazu ein paar konkrete Tipps:
- In Stresssituationen zuckerfreie Bonbons oder Kaugummis in den Mund nehmen
- Beim Telefonieren die Finger mit einem Stift beschäftigen
- Statt der Zigarette nach dem Essen einen Spaziergang machen
- Von verführerischen Orten wie Raucherecken, Pausenzimmer oder Kneipen fernhalten
- Freunde und Kollegen in den Nichtraucherplan einweihen
- Feuchtfröhliche Feste meiden, denn Alkohol schwächt den Willen zur Abstinenz
- Sämtliche Raucher-Utensilien außer Reichweite schaffen
- Sich selbst fürs Durchhalten und das Meistern heikler Situationen belohnen.

Darüber hinaus können sich Champix®-Anwender von Life Rewards[TM], einem Unterstützungsprogramm unter www.liferewards.de, auf ihrem Weg zum Nichtraucher von einem virtuellen Coach kontinuierlich unterstützen lassen.

Natürlich darf zum Abschluss Ihres Beratungsgespräch ein weiterer Motivationsschub nicht fehlen: „Nach dem Rauchstopp erholt sich Ihr Körper mit jedem Tag. Durchblutung, Sauerstoffversorgung, Geruchs- und Geschmacksempfindung werden besser, die Haut sieht frischer aus – Sie werden sich bald rundum wohler fühlen!"

Das Wichtigste in Kürze
» Vor Therapiebeginn einen stressfreien Stichtag zum Rauchstopp in Woche 2 festlegen
» Das Dosierungsschema genau einhalten: Tag 1–3: 1 x 0,5 mg, Tag 4–7: 2 x 0,5 mg, ab dann: 2 x 1 mg
» Rauchen ist nur noch in Behandlungswoche 1 erlaubt

8 Andere Erkrankungen

> » *Die Tabletten regelmäßig, unabhängig von den Mahlzeiten, mit Wasser einnehmen*
> » *Auf mögliche Übelkeit zu Therapiebeginn hinweisen*
> » *Keine Kombination mit Nicotin-Ersatzpräparaten etc.*
> » *Strategien für Krisensituationen entwickeln*
> » *Auf das Unterstützungsprogramm Life Reward™ hinweisen.*

8.3 Magenbeschwerden

Protonenpumpenhemmer (PPI) sind aus der Therapie von Magen-Darm-Erkrankungen nicht mehr wegzudenken. Ihre Bedeutung zeigt sich schon in der Verschreibungsstatistik und in der Frequenz, mit der sie über die HV-Tische wandern: Inzwischen zählen Protonenpumpenhemmer zu den 30 umsatzstärksten Arzneimitteln auf Kassenrezept. Obwohl ihr Neben- und Wechselwirkungspotenzial relativ gering und ihr Einnahmemodus recht unkompliziert ist, bleiben für die Beratung in der Apotheke genug Aspekte offen, die beim Arzt meist nicht zur Sprache kommen. Stichwort: „Vitamin B_{12}, Essverhalten und mehr ...."

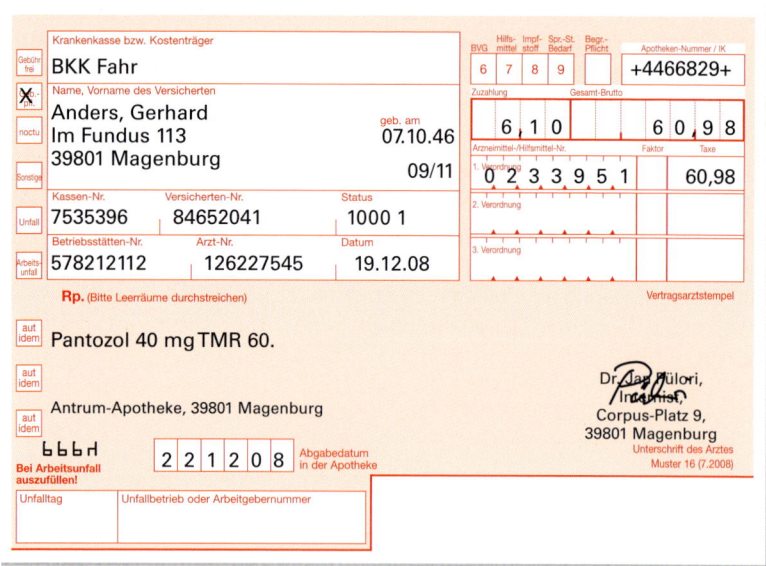

Wenn Kunden wie im Beispielfall Herr Anders* bei Ihnen ein Rezept über Pantozol® 40 mg einlösen, kann dies ganz verschiedene Ursachen haben. Offiziell zugelassen ist das Präparat zur Kombinationstherapie gegen *Helicobacter pylori*, zur Behandlung der Refluxösophagitis, bei Magen- und Zwölffingerdarmgeschwüren sowie verschiedenen Formen krankhaft erhöhter Magensaftsekretion. Darüber hinaus setzen Ärzte Protonenpumpenhemmer auch oft beim Reizmagensyndrom oder zum Schutz vor NSAR- oder anderen medikamentenbedingten Magenreizungen ein. Allein anhand der Verschreibung können Sie also kaum erkennen, welche Krankheit Herr Anders genau hat. Doch selbst wenn er es Ihnen nicht erzählt, ist das kein Alibi fürs kommentarlose Abgeben. Denn die wirklich wichtigen Begleithinweise gelten für praktisch jeden Pantozol®-Anwender.

So hemmen PPI die Säurebildung

In den säureproduzierenden Belegzellen des Magens ist die „Protonenpumpe" lokalisiert – ein Enzymsystem, das K^+-Ionen gegen H^+-Ionen austauscht (H^+/K^+-ATPase) und dabei Protonen in den Magen sezerniert, wobei mit Chloridionen Salzsäure entsteht. Dieses HCl-produzierende Enzym ist das Zielobjekt aller Protonenpumpeninhibitoren (PPI).

Wie die anderen PPI (u.a. Esomeprazol) ist Pantoprazol ein Benzimidazolderivat, das wegen seiner Säurelabilität in magensaftresistenter Form verabreicht werden muss. Prazole wirken also nicht lokal im Magen, sondern gelangen erst über den Blutweg zu den säureproduzierenden Zellen. Im dort herrschenden sauren Milieu werden sie dann in ihre Wirkform überführt (Prodrug-Prinzip). Diese blockiert dann die H^+/K^+-ATPase durch eine kovalente Bindung irreversibel. Die säurehemmende Wirkung hält so lange an, bis der Körper wieder neue H^+/K^+-ATPase nachgebildet hat. Dies erklärt auch, weshalb PPI trotz ihrer kurzen Plasmahalbwertszeit bis zu drei Tage lang wirken. Als Folge der Säurehemmung nimmt die Aggressivität des Magensafts ab und Schleimhautreizungen im Gastrointestinaltrakt können abheilen.

Andere Erkrankungen

Säurehemmende Medikamente im Überblick

» Folgende Wirkstoffgruppen werden häufig zur Therapie säurebedingter Magenbeschwerden eingesetzt:
  » **Antazida** binden überschüssige, bereits gebildete Magensäure. Ihre Wirkung setzt unmittelbar nach Einnahme ein. Bsp.: Magaldrat, Hydrotalcit, Calciumcarbonat.
  » **H_2-Rezeptor-Antagonisten ("H_2-Blocker")** hemmen die Histamin-vermittelte Salzsäuresekretion durch kompetitive Blockade der H_2-Rezeptoren an den säurebildenden Belegzellen. Diese Wirkstoffe (z.B. Cimetidin, Famotidin, Ranitidin) haben mit Einführung der Protonenpumpenhemmer jedoch an Bedeutung verloren.
  » **Protonenpumpenhemmer (PPI)** setzen direkt am säureproduzierenden Enzym, der Protonenpumpe der Belegzellen und damit sehr früh in der Säurebildungskaskade an. Ihre Wirkdauer und das Ausmaß der Säurehemmung ist größer als bei den H_2-Antagonisten. Bisher sind fünf PPI verfügbar: Omeprazol, Lansoprazol, Pantoprazol, Rabeprazol, Esomprazol.

Ein paar Worte zur Einnahme

Um auch mit einem etwas verschlossenen Kunden wie Herrn Anders ins Gespräch zu kommen, fragen Sie ihn: „Hat Ihnen der Arzt gesagt, wann und wie oft Sie diese Tabletten schlucken sollen?" Normalerweise werden Pantoprazol-Tabletten einmal täglich eingenommen, und zwar am besten morgens vor dem Frühstück mit einem Glas Wasser. „Wichtig ist, dass Sie die Tabletten weder zerkauen noch teilen, sonst verlieren sie ihre Wirkung." Das ist eine wichtige Zusatzinfo, damit Herr Anders bei Beschwerdebesserung erst gar nicht auf die Idee kommt, die Tabletten zu halbieren. Machen Sie Ihren Kunden auch auf die „Einnahme-Erinnerungshilfe" aufmerksam, die in Form eines Stickers jeder Pantozol®-Packung beiliegt. Auf den Wecker oder den Badezimmerspiegel geklebt, kann so die Compliance der Patienten verbessert werden. Sollte trotz allem mal eine Tabletteneinnahme vergessen worden sein, wird sie nicht etwa nachgeholt, sondern man fährt mit dem nächsten Einnahmezeitpunkt fort. Wegen der langen Wirkdauer des PPI ist dabei keine spürbare Wirkabschwächung zu befürchten – sofern es eine Ausnahme bleibt.

An Vitamin B_{12} denken!

Eine verschriebene 60er-Packung wie aus unserem Rezeptbeispiel spricht für eine Pantoprazol-Langzeittherapie. Doch wetten, dass Herr Anders trotzdem noch nicht über einen möglichen PPI-bedingten Vitamin-B_{12}-Mangel aufgeklärt wurde, obwohl dieses Problem inzwischen in den Lehrbüchern steht? Machen Sie ab morgen einfach mal den Test und fragen Sie Ihre PPI-Kunden in der Apotheke danach. Damit können Sie bei Ihren Kunden nicht nur punkten, sondern ihnen auch einen echten medizinischen Nutzen bieten. Denn wie bei allen stark säurehemmenden Medikamenten kann es unter Pantoprazol zur reduzierten Vitamin-B_{12}–Freisetzung aus der Nahrung und zur verminderten Produktion an Intrinsic-Faktor kommen. Beides ist jedoch für die Vitamin-B_{12}-Resorption notwendig. Ein besonderes Augenmerk auf die Vitamin-B_{12}-Versorgung sollte man daher vor allem bei solchen Personen legen, die ohnehin zu Vitamin-B_{12}-Mangel neigen wie Vegetarier, Alkoholiker und Menschen ab 60 Jahren. Unter einer PPI-Langzeittherapie wird daher heute von Experten eine Supplementierung von 50 bis 500 µg Vitamin B_{12} – auch in Kombination mit Folsäure und Vitamin B_6 – empfohlen. Hierzu stehen Ihnen in der Apotheke rezeptfreie Medikamente wie Vitasprint®, B12-ASmedic®, Cytobion®, Medyn® forte etc. zur Auswahl.

Ergänzende OTC-Empfehlungen

Selbst bei regelmäßiger Pantoprazol-Einnahme kann es sein, dass Herr Anders ab und zu, z.B. im Liegen oder nach schwerem Essen, noch an säurebedingten Magenbeschwerden leidet. Daher sollte er wissen, „dass Pantozol® ein gut wirksames Dauermedikament ist, jedoch keine Sofortwirkung hat." Bieten Sie ihm daher für Akutfälle eine rasch wirkende Hilfe in Form eines Antazidums wie Maaloxan®, Rennie® oder Talcid® an; auch das Alginat-Präparat Gaviscon® Advance ist geeignet. Doch es sollte klargestellt werden, „dass diese Präparate das verschriebene Medikament keinesfalls ersetzen, nur ergänzen können!"

Denken Sie bei Ihrer Beratung auch an die Phyto-Ecke, denn Lein- und Flohsamen, Süßholzwurzel oder Kamillenextrakt wirken im Magen-Darm-Trakt ebenfalls reizlindernd und entzündungshemmend. Und geeignete Fertigpräparate wie Kamillosan®, Iberogast® & Co. stehen für Sie in der Sichtwahl ja ohnehin zum Greifen nah.

Richtiges Essverhalten

Bei Erkrankungen des Verdauungstrakts gehören zu einer abgerundeten Beratung in der Apotheke natürlich ein paar Ernährungstipps dazu. Sie können zu diesem Thema z.B. so überleiten: „… und achten Sie auf Ihre Ernährung! Essen Sie nicht zu viel auf einmal, sondern lieber häufiger kleine Portionen. Vermeiden Sie dabei insbesondere stark Gewürztes, Süßes, Scharfes und Fettes. Eine leichte, eiweißhaltige Mischkost ist für Sie am besten." Cola, Kaffee und Hochprozentiges sollte für Herrn Anders zumindest eine Weile tabu sein. Auch auf das so beliebte Nickerchen nach dem Essen sollte er verzichten. Besser ist stattdessen ein Verdauungsspaziergang. Als Regel für die Nachtruhe gilt: Vor dem Schlafengehen nichts mehr essen und den Oberkörper etwas erhöht lagern. Ihr Gesprächsabschluss könnte so lauten: „Wenn Sie außerdem unnötigen Stress aus Ihrem Alltag verbannen und es insgesamt etwas ruhiger angehen lassen, wird Ihnen das Ihr Magen bestimmt danken!"

> **Das Wichtigste in Kürze**
> » *Täglich morgens eine Pantozol® Tablette unzerkaut vor dem Essen einnehmen*
> » *Als Gedächtnisstütze dient ein Compliance fördernder Sticker aus der Pantozol®-Packung*
> » *Protonenpumpenhemmer bieten eine langdauernde Wirkung, jedoch keinen Soforteffekt*
> » *Für den Bedarfsfall sind zusätzlich Antazida geeignet*
> » *An reizlindernde Phyto-Präparate denken*
> » *Ernährungsverbote und -gebote beachten*
> » *Oberkörper im Bett erhöht lagern*
> » *Stress vermeiden.*

8.4 Inkontinenz

Aus Ihrer Apothekenpraxis wissen Sie nur zu gut: Blasenschwäche ist ein verbreitetes Problem. Trotz des enormen Leidensdrucks ist Inkontinenz für viele Betroffene immer noch ein Tabuthema. Doch Frau Marianne Vetter* aus unserem Rezeptbeispiel hat den ersten Schritt getan und sich einem Facharzt anvertraut. Dieser hat ihr das moderne Inkontinenzpflaster Kentera® verordnet. Jetzt muss Frau Vetter noch lernen, mit diesem Pflaster unter Alltagsbedingungen richtig umzugehen. Sind Sie für die Beratung zu diesem recht neuen Medikament schon gerüstet?

Blasenschwäche kann in jedem Alter auftreten. Die Rate steigt jedoch mit den Lebensjahren deutlich an. Die Gesamtzahl der von Inkontinenz Betroffenen beläuft sich in Deutschland offiziell auf rund 6 Millionen. Die Dunkelziffer dürfte allerdings wesentlich darüber liegen, weil viele Patienten gar nicht oder erst nach Jahren einen Arzt konsultieren. Die Gründe dafür sind

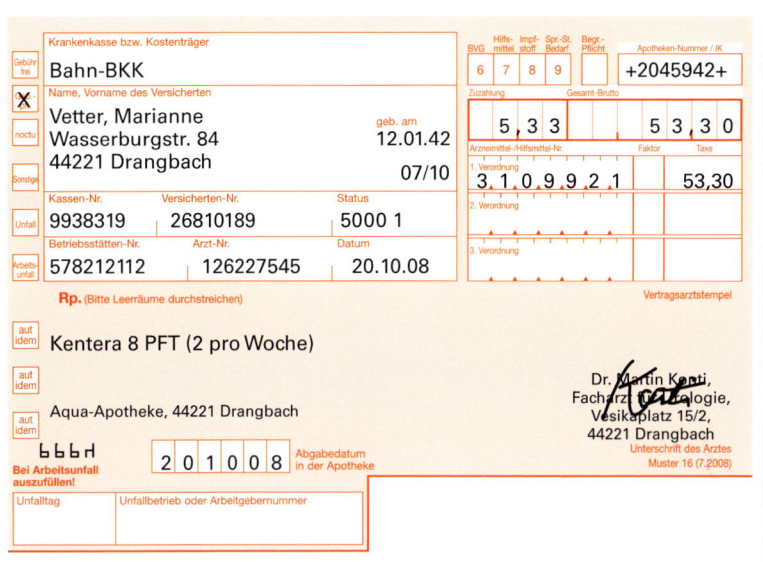

meist übertriebene Scham oder Angst vor drohenden operativen Eingriffen. Dabei sind einige Inkontinenzformen heute auch medikamentös schon gut behandelbar.

Mut zum ersten Schritt

Viele Betroffene betrachten ihre Blasenprobleme als ein unabwendbares Schicksal und lassen sich dadurch in ihrem Lebensradius völlig einschränken. Ihr Alltag wird von dem Gedanken: „Wo ist das nächste WC?" und durch Angst vor unkontrolliertem Urinverlust beherrscht. Nutzen Sie daher in der Apotheke Ihre Kundenkontakte und Ihr Wissen, um z.B. Dauerkäufer von Inkontinenzprodukten auf die heute verfügbaren Therapiemöglichkeiten anzutippen – natürlich mit dem notwendigen Fingerspitzengefühl! Dabei müssen Sie keine konkreten Therapievorschläge liefern, das ist Sache des Arztes. Doch Sie können entsprechende Kandidaten dazu motivieren, sich beim Arzt zumindest mal beraten zu lassen. Schließlich unterscheidet man heute mehrere Inkontinenzformen, die ganz differenziert behandelt werden müssen. Außerdem sollten andere Ursachen wie z.B. chronische Harnwegsinfekte oder Blasensteine ausgeschlossen werden.

Anticholinergika bei Dranginkontinenz

Eine häufige Form von Harninkontinenz stellen die so genannte Dranginkontinenz sowie ihre Vorstufe, die „überaktive Blase" dar. Hier liegt eine neurologisch oder muskulär bedingte Übererregbarkeit des Blasenwandmuskels vor. Während sich die Blase normalerweise nur zum willkürlichen Wasserlassen (Miktion) kontrahiert, zieht sie sich bei Dranginkontinenz-Patienten schon bei geringem Füllungsgrad zusammen. Der damit verbundene starke, überfallartige Harndrang macht selbst die nächstgelegene Toilette oft unerreichbar. Typisch ist außerdem eine hohe Miktionsfrequenz trotz geringer Urinmengen. Die gute Nachricht: Dranginkontinenz ist medikamentös recht gut behandelbar. Mittel der Wahl sind Anticholinergika wie z.B. Oxybutynin (Kentera®). Dieses blockiert als kompetetiver Antagonist von Acetylcholin die parasympathischen Muskarin-Rezeptoren (M-Rezeptoren) am Blasenwandmuskel und dämpft damit dessen Hyperaktivität. Die Blase entspannt sich, der Harndrang meldet sich erst bei höheren Urinmengen und die Abstände zwischen den Toilettengängen werden größer.

Warum als Pflaster?

Trotz guter Wirksamkeit werden orale Anticholinergika wegen ihrer ausgeprägten anticholinergen Nebenwirkungen von einigen Patienten nicht gut vertragen. Vor allem die Mundtrockenheit, aber auch Schwindel, Verdauungs- und Sehstörungen machen vielen zu schaffen. Mit der transdermalen Applikation von Oxybutynin (Kentera®) lassen sich konstantere Wirkspiegel erreichen und die Substanzbelastung des Körpers gering halten. Außerdem wird mit dem Pflaster der First-Pass-Effekt weitgehend umgangen und so die Bildung des aktiven Oxybutynin-Metaboliten N-Desethyloxybutynin in der Leber reduziert. Da dieser wegen seiner hohen Affinität zu den Speicheldrüsen besonders für die Mundtrockenheit verantwortlich ist, kam es mit dem Kentera®-Pflaster in Studien deutlich seltener zu diesem unangenehmen Begleiteffekt. Die Patienten profitieren also bei vergleichbarer Wirksamkeit von der besseren Verträglichkeit dieser neuen Oxybutynin-Darreichungsform.

Richtig gepflastert

Zurück zu Frau Vetter: Für sie ist wichtig zu wissen, wann, wo und wie sie ihr Inkontinenzpflaster anwenden soll. Sie erklären ihr daher: „Nachdem Sie ein einzeln verpacktes Pflaster aus seinem Verbundbeutel entnommen haben, ziehen Sie die Schutzfolie ab – ohne die Klebefläche zu berühren – und bringen es durch sanftes Andrücken umgehend auf eine trockene, möglichst haarlose, intakte Hautstelle auf." Die Hautpartie sollte am besten frisch gewaschen, aber trocken und frei von Bodylotion u.Ä. sein. Entzündete, vernarbte oder faltige Bereiche können die Resorptionsrate beeinträchtigen und sind daher zu meiden. Geeignete Areale sind Bauch, Hüfte oder Gesäß. Den Taillenbereich aussparen, da hier eng anliegende Kleidungsstücke scheuern und das Pflaster ablösen können. Duschen, Schwimmen oder Baden sind jedoch mit dem Pflaster gut möglich.

Wo das Pflaster auch zu kleben kommt, es darf nie der Sonne ausgesetzt werden, sondern muss stets von Kleidung bedeckt sein. Außerdem sollte Frau Vetter verinnerlichen: Das Pflaster verbleibt Tag und Nacht auf

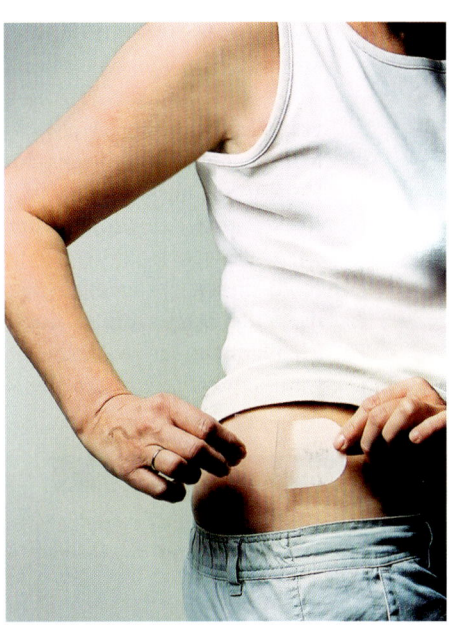

Abb. 8.5: Kentera® Pflaster wird zweimal pro Woche gewechselt. Geeignete Körperstellen zum Aufkleben sind z.B. Hüfte, Gesäß, Bauch. Quelle: Kentera®, Merckle Recordati GmbH

der Haut und wird nur zweimal pro Woche erneuert. Am besten schlagen Sie ihr dazu gleich zwei feste Wochentage vor und vermerken diese gut sichtbar auf der Packung (z.B. Montag/Donnerstag oder Dienstag/Freitag). Entscheidender Zusatz: „Jedes neue Pflaster muss auf eine frische Hautstelle geklebt werden." So kann sich die Haut wenigstens eine Woche lang regenerieren. Das Risiko einer Hautunverträglichkeit wird damit gering gehalten.

Sachgerecht entsorgen

Und auch das gehört zu einer abgerundeten Kentera®-Beratung: „Hinterlässt das Pflaster auf der Haut mal Kleberänder, können Sie diese mit warmem Wasser und Seife vorsichtig ablösen. In hartnäckigen Fällen hilft ein Körperöl." Alkohol oder andere hautreizende Lösungsmittel muss Frau Vetter jedoch meiden.

8 Andere Erkrankungen

Die sachgerechte Entsorgung des Wirkstoffpflasters sollten Sie ebenfalls ansprechen: „Weil das Pflaster nach Gebrauch noch bedeutende Mengen Arzneistoff enthält, darf es nicht ins Abwasser gelangen!" Sie erklären Frau Vetter weiter: „Am besten entsorgen Sie benutzte Pflaster so: In der Mitte falten, die klebrigen Seiten aufeinander legen, so dass der restliche Wirkstoff eingeschlossen ist. Anschließend in den Originalschutzbeutel stecken und dann für Kinder unzugänglich in den Hausmüll geben!"

Nach diesen Erklärungen wird Frau Vetter die erste Hemmschwelle bei der Pflasteranwendung überwunden haben und sich rascher mit dem Medikament vertraut fühlen. Außerdem hat sie nun in Ihnen eine Fachfrau kennen gelernt, an die sie sich bei weiteren Fragen bestimmt gerne wendet!

Beckenbodengymnastik

» Bestimmt haben Sie in der Apotheke auch Kundenbroschüren mit Tipps bei Blasenschwäche vorliegen, in denen u.a. auch Übungen zur Beckenbodengymnastik vorgestellt werden. Viele Inkontinenz-Patienten haben zwar schon davon gehört, trauen sich aber oft nicht danach zu fragen. Bieten Sie Betroffenen daher solche nützlichen und in der Regel kostenlosen Informationsmaterialien diskret, aber aktiv an!

Das Wichtigste in Kürze

- » *Das Wirkstoffpflaster auf eine intakte, trockene, möglichst haarlose Hautstelle aufkleben*
- » *Geeignete Bereiche sind Bauch, Hüfte, Gesäß*
- » *Das Kentera® Pflaster muss regelmäßig an zwei festgelegten Wochentagen erneuert werden*
- » *Dabei jeweils die Hautstelle wechseln*
- » *Duschen oder Baden sind mit dem Pflaster möglich*
- » *Eventuelle Kleberänder mit Wasser, Seife oder Hautöl entfernen*
- » *Verbrauchte Pflaster zusammenfalten und in der Schutzhülle in den Hausmüll geben.*

8.5 Misteltherapie

Obwohl von manchen Schulmedizinern belächelt, stellen Mistelextraktpräparate mittlerweile einen festen Bestandteil in der komplementären Krebsbehandlung dar. Und es gibt wohl keine deutsche Apotheke, in der nicht schon gängige Präparate wie z. B. Iscador® abgeben wurden. Doch erhalten die Kunden mit der Arzneischachtel auch die notwendigen Anwendungshinweise? Wir haben die wichtigsten für Sie zusammengestellt.

Das primäre Ziel jeder Krebstherapie besteht in der Entfernung oder Zerstörung des Tumorgewebes durch chirurgische Eingriffe, Strahlen- oder Chemotherapie. Die subkutane Anwendung eines Mistelpräparats kann dabei parallel als komplementäre Therapiemaßnahme dienen, und zwar in allen Krankheitsphasen. Das Ziel ist dabei weniger die direkte Tumorhemmung. Vielmehr sollen Mistelpräparate die körpereigenen Abwehrkräfte anregen, tumorbedingte Beschwerden sowie Nebenwirkungen der konventionellen Therapie reduzieren, Appetit und Leistungsfähigkeit fördern – kurzum, die Lebensqualität des Krebspatienten verbessern.

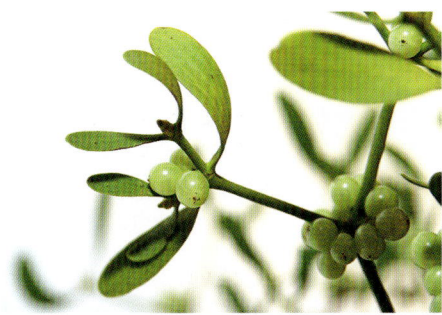

Abb. 8.6: Eine Misteltherapie soll die körpereigenen Abwehrkräfte des Krebspatienten anregen, Nebenwirkungen der konventionellen Tumortherapie reduzieren und die Lebensqualität verbessern. Quelle: ©Simon Jung/fotolia.de

Komplexes Vielstoffgemisch

Mistelpräparate sind Gesamtextrakte aus der ganzen Pflanze (*Viscum album*) und somit Vielstoffgemische. In-vitro-Untersuchungen konnten zeigen, dass sie eine immunmodulierende Wirkung entfalten, was sich z.B. in einer erhöhten Zahl und gesteigerten Aktivität bestimmter weißer Blutkörperchen (Natürliche Killerzellen, Granulozyten) äußert. Darüber hinaus wurde auch schon über Apoptose-induzierende Effekte, also die Auslösung des natürlichen Zelltodes, berichtet.

Am besten untersucht sind die mistelspezifischen Glykoproteine (Lektine) und Polypeptide (Viscotoxine). Ihr Anteil im Mistelextrakt ist je nach Wirtsbaum unterschiedlich. Daneben findet sich im Extrakt noch eine Vielzahl von Enzymen, Flavonoiden, Polysacchariden etc.

Therapieprinzip

Anthroposophische Mistelpräparate wie Iscador® werden je nach Wirtsbaum, auf dem die Mistel als Halbschmarotzer wächst, unterschieden.

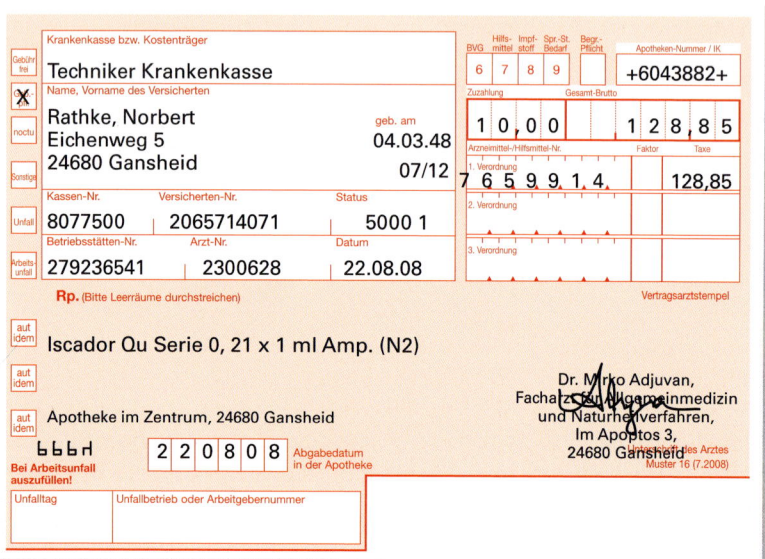

Dafür stehen die Buchstaben nach dem Präparatenamen (z.B. Qu = Quercus, Eiche). Die Präparatewahl des Arztes richtet sich nach Tumorart, Lokalisation, Geschlecht und Allgemeinzustand des Patienten.

Mit der Misteltherapie sollte möglichst frühzeitig, am besten unmittelbar nach der Diagnose begonnen werden. Die Behandlung gliedert sich in zwei Phasen: Die Einleitungsphase startet mit der geringsten Präparatestärke. Durch Dosissteigerung tastet sich der Arzt allmählich an die Konzentration heran, auf die der Patient am besten anspricht. Mit dieser individuellen Dosis erfolgt die anschließende Erhaltungsphase. Sie kann sich bei positivem Verlauf über mehr als 5 Jahre erstrecken, wobei zunehmend längere Therapiepausen eingelegt werden.

Gesprächseinstieg mit Gefühl

Herr Norbert Rathke* hat von seinem Arzt Iscador® Qu Serie 0 (enthält 2 Amp. 0,01 mg, 2 Amp. 0,1 mg, 3 Amp. 1 mg), also die schwächste Serie verordnet bekommen. Er steht daher vermutlich am Beginn der Misteltherapie. „Bestimmt hat Ihnen der Arzt schon einiges zu diesem Präparat erklärt. Doch haben Sie auch schon Übung im Spritzen?" So haben Sie ein offenes Gesprächsangebot gemacht, das der Kunde – aus welchem Grund auch immer – natürlich auch ausschlagen darf. Dies gilt es ohne

Wenn und Aber zu akzeptieren. Doch Herr Rathke ist wie viele Patienten, denen man ein offenes Ohr schenkt, mitteilungsfreudig: „Jaja, ich muss mir nun 3-mal die Woche so eine Ampulle verpassen. Mit Spritzen und Kanülen bin ich schon ausgestattet worden, hoffentlich klappt das auch …" Nun ist es an Ihnen, den praktischen Umgang mit den Iscador® Ampullen näher zu erklären.

Praktische Anwendung

Ihre Beratung könnte lauten: „Wenn Sie sich an folgende Schritte halten, kann gar nichts schief gehen: Die Packungen enthalten Ampullen steigender Konzentration, die Sie der Reihe nach verwenden. Am besten notieren Sie sich tabellarisch die Spritz-Wochentage." Keinesfalls dürfen die Serien umsortiert werden. „Der Ampullenhals lässt sich mit sanftem Druck von Hand an der Sollbruchstelle aufbrechen. Die erkennen Sie am roten Punkt. Dann ziehen Sie den Inhalt über eine Kanüle in eine Spritze auf. Eventuelle Luftblasen verschwinden durch leichtes Klopfen. Dann bilden Sie zwischen zwei Fingern eine Hautfalte, stechen etwa im 45-Grad-Winkel hinein und injizieren den Spritzinhalt zügig aber gleichmäßig." Geöffnete Ampullen müssen natürlich umgehend verbraucht oder entsorgt werden.

Als Injektionsstelle werden für Mistelpräparate normalerweise Bauch oder Oberschenkel gewählt. Absolut tabu sind entzündete Hautzonen, Narbenbereiche, Gewebe mit Lymphstau oder Bestrahlungsfelder! Außerdem gilt wie für Diabetiker: „Jedes Mal die Hautstelle wechseln!"

Auf Hautreaktion vorbereiten

Was jeder Anwender von Mitstelpräparaten wissen sollte: Vor allem zu Therapiebeginn können als Reaktion auf die Mistelinjektionen die Körpertemperatur leicht ansteigen, die regionalen Lymphknoten etwas anschwellen und örtlich begrenzte Hautreaktionen auftreten. Diese Erscheinungen sind unbedenklich und bis zu gewissem Grad sogar erwünscht. Erklären Sie Herrn Rathke: „Eine vorübergehende, leicht juckende Hautrötung um die Einstichstelle ist ein positives Zeichen dafür, dass Ihr Körper auf die Therapie anspricht. Wenn die Rötung allerdings einen Durchmesser von ca. 5 cm überschreitet, sollten Sie sich zwecks eventueller Dosisreduktion mit Ihrem Arzt in Verbindung setzen."

Voll erstattungsfähig

Sie haben noch eine gute Nachricht für Herrn Rathke: „Kürzlich wurde per Gerichtsurteil bestätigt, dass Mistelpräparate wie Iscador® während des gesamten Krankheitsverlaufs auf Kassenrezept verordnungsfähig sind. Sie müssen also lediglich 10.– Euro zuzahlen!"

> **Das Wichtigste in Kürze**
> » Die Ampullen aus Serienpackungen streng der Reihe nach verwenden
> » Öffnen der Ampullen per Hand ist dank Sollbruchstelle leicht möglich
> » In Hautfalte an Bauch oder Oberschenkel injizieren, die Einstichstelle regelmäßig wechseln; entzündete, vernarbte oder bestrahlte Hautareale meiden
> » Neuanwender auf Begleitreaktionen wie Körpertemperaturanstieg, Lymphknotenschwellung und Hautreaktionen vorbereiten
> » Hautrötungen bis zu 5 cm Größe gelten als positive Reaktion, bei größerer Ausdehnung sollte Dosis-Rückfrage beim Arzt erfolgen
> » Mistelpräparate können in jedem Krankheitsstadium zu Lasten der GKV abgerechnet werden.

8.6 Erektile Dysfunktion

Über kaum ein anderes Medikament kursieren so viele Stammtischwitze wie über die blauen, rautenförmigen Viagra® Tabletten. Und auch 10 Jahre nach seiner Markteinführung ist es immer noch irgendwie etwas Besonderes und mancher PTA vielleicht etwas peinlich, dieses Medikament einem Kunden auszuhändigen. Flapsige Sprüche sind dabei natürlich genauso fehl am Platz wie wortloses Rüberschieben. Schließlich gibt es genug sachliche, äußerst wichtige Informationen, die ein Viagra®-Anwender von Ihnen bei der Rezeptbelieferung diskret erfahren sollte: von „A" wie Anwendungszeitpunkt bis „Z" wie Zustellung übers Internet.

Unter Erektionsstörungen – medizinisch erektile Dysfunktion (ED) genannt – versteht man das Unvermögen des Mannes, eine Erektion zu erlangen und aufrecht zu erhalten. Die Einführung von Viagra® (Wirkstoff: Sildenafil) im Jahr 1998 hat dieses Krankheitsbild ein Stück aus der Tabuzone geholt und die Forschung über mögliche Ursachen vorangetrieben. Bis heute haben über 30 Millionen Männer von dem Medikament profitiert. Bestimmt waren einige davon auch schon bei Ihnen in der Apotheke!

Erektile Dysfunktion 8

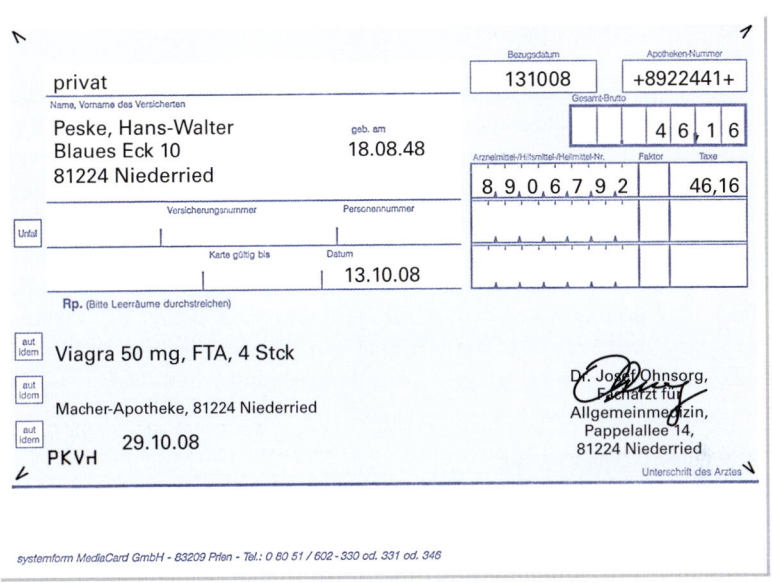

Ein Warnsignal

Erektionsstörungen sollten ernst genommen werden. Schließlich leidet nicht nur die Psyche der Betroffenen, sondern oft auch die Partnerschaft darunter. Außerdem stellt die ED ein aussagekräftiges Frühsymptom für gravierende Erkrankungen wie Arteriosklerose, Nervenfunktionsstörungen etc. dar. Doch nicht einmal 10 % der deutschen Männer, die an ED leiden, suchen medizinische Hilfe. Dies macht deutlich, dass selbst im Viagra®-Zeitalter „Mann" über dieses Thema nicht gerne spricht. Erwarten Sie daher nicht, dass ein Viagra®-Kunde wie Herr Peske* aus unserem Rezeptbeispiel von sich aus das Gespräch sucht. Vielmehr ist es Ihre Aufgabe, ein Informationsangebot zu machen. Dafür gilt es, die wichtigsten Begleithinweise zu diesem Medikament parat zu haben, in neutrale Worte zu verpacken und dem Kunden verständlich rüberzubringen.

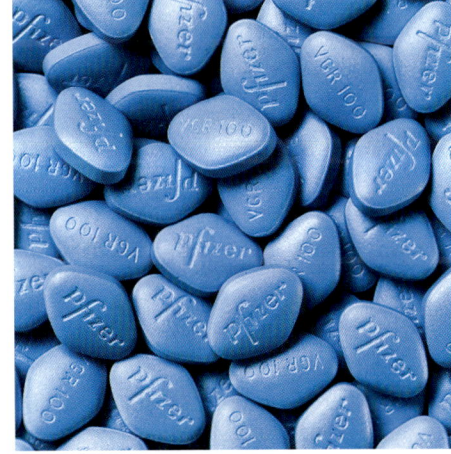

Abb. 8.7: Obwohl Viagra® schon seit über 10 Jahren auf dem Markt ist, sind noch längst nicht alle Anwender über dieses Medikament richtig aufgeklärt. Quelle: Pfizer Pharma GmbH

Wissen Sie's noch?

Sildenafil ist ein Hemmer der Phosphodiesterase Typ 5 (PDE5). Dieses Enzym kommt vorwiegend in den Gefäßmuskelzellen des Penis vor und ist für den Abbau des Botenstoffs cGMP (cyclo-Guanosinmonophosphat) verantwortlich. Dieser Botenstoff wird bei sexueller Stimulation in Folge einer erhöhten NO-Bildung im Penis produziert. cGMP lässt die glatte Muskulatur der Schwellkörper erschlaffen, was den Bluteinstrom fördert und damit zur Erektion führt. Indem Sildenafil die PDE-Aktivität hemmt, wird der Abbau des gefäßerweiternden cGMP gebremst und damit die Erektion ermöglicht bzw. verstärkt. Die Wirkung von Sildenafil ist also an erhöhte Konzentrationen von cGMP gebunden. Daher können PDE-Hemmer auch nur bei sexueller Erregung erektionsfördernd wirken.

Die drei PDE-Hemmer

» Die drei heute verfügbaren PDE5-Hemmer Sildenafil (Viagra®), Vardenafil (Levitra®), Tadalafil (Cialis®) wurden ursprünglich zur Behandlung der Angina pectoris entwickelt. Die Wirkstoffe sind heute zur Therapie der erektilen Dysfunktion zugelassen und unterscheiden sich hauptsächlich in ihren pharmakokinetischen Eigenschaften. Sildenafil wird darüber hinaus seit drei Jahren unter dem Handelsnamen Revatio® zur Therapie der pulmonalen Hypertonie eingesetzt und für diese Indikation auch von Frauen eingenommen.

Wie sag' ich's meinem Kunden?

Ein praktischer Tipp vorweg: Noch bevor Sie mit jeglicher Beratung beginnen, lassen Sie die Viagra®-Schachtel am besten direkt aus der Schublade gleich in einer Tüte verschwinden! Schließlich besteht die Hauptsorge mancher Kunden darin, beim Viagra®-Kauf „ertappt" zu werden. Anschließend können Sie mit ein paar unverfänglichen Einnahmehinweisen in neutralem Vokabular Ihre Informationsbereitschaft signalisieren: „Wie Sie vielleicht schon wissen, ist dieses Medikament ca. ½ bis 1 Stunde nach Einnahme für ca. 4 Stunden wirkungsfähig." Sollte Ihnen Herr Peske jetzt mit „jaja, ist schon klar ...." ins Wort fallen, wünscht er offensichtlich keine Beratung, was Sie respektieren sollten. Ansonsten fahren Sie fort: „... zum Essen eingenommen, verzögert sich der Wirkungseintritt etwas." Mit dem Hinweis „die Tabletten wirken nur, wenn es auch gewünscht ist", können Sie Ihrem Kunden die verbreitete Angst vor einer ungewollten Erektion nehmen. Und noch etwas gehört zur Viagra®-Mindestberatung dazu: „Nie mehr als eine Tablette am Tag schlucken!"

Gängige Nebenwirkungen

Vermutlich hat jeder Mann schon über gefährliche Nebenwirkungen der „blauen Potenzpille" gehört. Doch so richtig aufgeklärt sind erfahrungsgemäß die wenigsten. Da die von Sildenafil gehemmte PDE5 in geringerem Maße auch in anderen Geweben vorkommt, sind einige Nebenwirkungen relativ häufig, jedoch eher harmlos: vorübergehende Kopfschmerzen, Gesichtsrötung (Flush), Magen-Darm-Beschwerden, verstopfte Nase, Schwindel. Anders sieht es allerdings bei bestimmten Vorerkrankungen aus. Denn bei schwerer Leberinsuffizienz, Hypotonie, kürzlichem Schlaganfall oder Herzinfarkt sind PDE-Hemmer kontraindiziert.

Und auch darüber sollte Herr Peske von Ihnen informiert werden: „Gelegentlich beeinträchtigen die Tabletten das Sehvermögen. Achten Sie also bewusst darauf, bevor Sie sich ans Steuer setzen!" Bei plötzlichem Farbensehen (Chromatopsie) sollte er sofort einen Arzt aufsuchen.

K.-o.-Kriterium

Auch wenn es ein gewissenhafter Arzt natürlich schon abgeklärt haben sollte, klopfen Sie noch das wichtigste K.-o.-Kriterium für eine Viagra®-Einnahme ab: „Darf ich fragen, welche anderen Medikamente Sie derzeit noch einnehmen?" Hier gilt Ihr Augenmerk insbesondere bestimmten Antihypertonika. Denn wie sich aus dem Wirkmechanismus ergibt, greifen blutdrucksenkende Nitrate (z.B. ISMN, ISDN, Glyceroltrinitrat) und NO-Donatoren (z.B. Molsidomin) ebenfalls in den cGMP-Stoffwechsel ein. Zusammen mit Sildenafil besteht die Gefahr eines massiven Blutdruckabfalls. Viele der bekannt gewordenen tödlichen Viagra®-Komplikationen werden auf diese Wechselwirkung zurückgeführt.

Vorsicht ist auch bei der gleichzeitigen Einnahme von Alphablockern gegen Prostatabeschwerden oder Bluthochdruck geboten (z.B. Doxazosin). Auch hier kann es zu starkem Blutdruckabfall kommen, weshalb die engmaschige Betreuung durch den Arzt besonders ratsam ist.

Dieser Hinweis fällt wieder mitten in Ihren Kompetenzbereich: „Herr Peske, während Sie diese Tabletten einnehmen, sollten Sie bitte auf Grapefruitsaft verzichten." Bekanntlich wirken bestimmte Flavonoide aus dieser Frucht als Hemmer des Cytochrom-P450-Enzymsystems in der Leber und stören damit – wie bei vielen anderen Arzneimitteln – auch den Abbau von Sildenafil.

Gefahr aus dem Internet

Selbst wortkarge Kunden wie Herr Peske werden manchmal beim Bezahlen doch noch redselig: „... dann kostet ja eine Tablette über zehn Euro, das gibt's im Internet bestimmt billiger!" Eine bessere Vorlage können Sie nicht bekommen, um mal über die ganz realen Gefahren durch illegalen Arzneimittelbezug aufzuklären: „Ja, im Internet gibt es tatsächlich unzählige illegale Anbieter für dieses Präparat. Dort sind die Arzneimittel zwar meist billiger, aber häufig auch gefälscht. Und zwar oft so täuschend echt, dass Sie nicht erkennen können, ob Sie das Original oder eine Fälschung, die vielleicht einen ganz anderen Stoff enthält, in der Hand halten. Die Arzneimittel aus unserer Apotheke erfüllen dagegen strenge Qualitätsanforderungen und unterliegen der ständigen Kontrolle durch die Überwachungsbehörden. Daher können Sie sicher sein, hier immer das Original zu bekommen!"

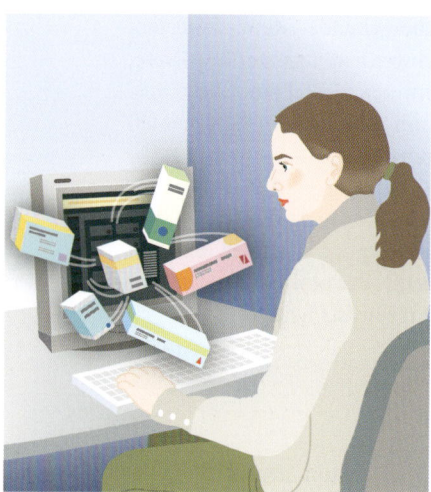

Abb. 8.8: Billiger? Schon möglich, aber leider ist bei Arzneimitteln aus dem Internet häufig nicht drin, was draufsteht. Machen Sie daher Ihren Kunden deutlich: „Bei uns in der Apotheke dagegen bekommen Sie immer einwandfreie Ware!"

Das Wichtigste in Kürze
» Nicht mehr als eine Viagra® Tablette pro Tag einnehmen
» Die Wirksamkeit setzt sexuelle Stimulation voraus
» Das Wirkzeitfenster erstreckt sich von ½ bis 4 Stunden nach der Einnahme
» Eine gleichzeitige Mahlzeit kann den Wirkungseintritt verzögern
» Wichtige Kontraindikationen sind u.a. kürzlicher Schlaganfall und Herzinfarkt
» Lebensgefährlich: gleichzeitige Einnahme von NO-Donatoren und Nitraten
» Sildenafil kann die Sehfähigkeit beeinträchtigen
» Während der Einnahme auf Grapefruitsaft verzichten
» Warnung: Viagra® Tabletten aus illegalen Vertriebskanälen sind oft gefälscht!

Literaturverzeichnis

abda/az. Studie: Patienten profitieren von Apothekenberatung, Apoth Z *23*: 1, 49/ 2007

Abda-Datenbank 2008

AMK-Meldung. Meldung zu Insulin, Dtsch Apoth Ztg *147*: 1650-1652, 2007

AMK-Meldung. Vitamin-K-Antagonisten: Wirkstärke, Dtsch Apoth Ztg *148*: 1386, 2008

Burgis E. Intensivkurs Allgemeine und spezielle Pharmakologie. 3. Aufl., Urban & Fischer Verlag, München 2005

Eberius K. Paracetamol: Ab wie viel Tabletten wird's gefährlich? Dtsch Apoth Ztg *148*: 4898-4900, 2008

Ensink FBM et al. Tumorschmerztherapie, Niedersächsisches Ärzteblatt *73*: 15, 2000

Epidemiologisches Bulletin Nr. 20, Robert Koch-Institut, Stand Mai 2007

Fassbender WJ, Stumpf UC.: Manifeste Osteoporose, Notfall & Hausarztmedizin *32*: 284; 298-303, 2006

Fessler B. Partieller Nicotinagonist – Das ist bestimmt meine letzte Zigarette..., Dtsch Apoth Ztg *147*: 356-359, 2007

Fink E. Ernährung und Diätetik für die Kitteltasche. 2. Aufl., Wissenschaftliche Verlagsgesellschaft, Stuttgart 2008

Framm J, Anschütz M, Hammersdorfer D, Heydel E, Mehrwald A, Richter A, Schomacker G. Arzneimittelprofile für die Kitteltasche. 4. Aufl., Deutscher Apotheker Verlag, Stuttgart 2009

Fröhlich JC, Kirch W. Praktische Arzneitherapie. 4. Aufl., Springer Medizin Verlag Heidelberg 2006

„Gerinnungs-Selbstmanagement mit CoaguChek® XS", Informationen für Ärzte, Roche Diagnostics GmbH, 68298 Mannheim, Stand 2007

Gesenues S, Ziesché R. Praxisleitfaden Allgemeinmedizin. 1. Aufl., Urban & Fischer Verlag, München 2006

Goepel M. Wenn die Blase es nicht mehr fasst, Der Hausarzt *44*: 60-62, 07/2007

Gröber U. Arzneimittel und Mikronährstoffe. 1. Aufl., Wissenschaftliche Verlagsgesellschaft, Stuttgart 2007

Gröber U. Interaktionen Arzneimittel und Mikronährstoffe für die Kitteltasche. 1. Aufl., Wissenschaftliche Verlagsgesellschaft, Stuttgart 2009

Heintze K. Diskussion um sichere Paracetamol-Dosierung, Dtsch Apoth Ztg *148*: 3156-3161, 2008

Hellwig B. Protonenpumpenhemmer – Therapeutische Vielfalt ist wichtig, Dtsch Apoth Ztg *148*: 1939-1940, 2008

Hensel A, Cartellieri S. Memopharm für die Kitteltasche. 3. Aufl., Wissenschaftliche Verlagsgesellschaft, Stuttgart 2008

Hinz B. Periphere Paracetamol-Wirkungen bergen Risiken, Dtsch Apoth Ztg *148*: 4895-4597, 2008

Internet: apotheker.my-cme.de
- www.aerzteblatt.de
- www.aerztezeitung.de
- www.aerztlichepraxis.de
- www.awmf-online.de
- www.copd-aktuell.de
- www.derma-net-online.de
- www.dermatopics.de
- www.dgk.de
- www.diabetes-news.de
- www.diabsite.de
- www.dmkg.org
- www.dmykg.de
- www.evidence.de
- www.fachinfo.de
- www.gesundes-kind.de
- www.glaukom.de
- www.hochdruckliga.de
- www.individuellverhueten.de
- www.medizin.de
- www.medizin-aspekte.de
- www.medizinfo.de
- www.migraene-schule.de
- www.netdoktor.de
- www.patientenleitlinien.de
- www.pharmtech.uni-erlangen.de
- www.psoriasis-konkret.de
- www.psoriasis-netz.de
- www.rki.de
- www.rote-liste.de
- www.swiss-paediatrics.org
- www.uniklinik-essen.de
- www.zm-online.de

Isenberg C. Schrecken durch Zecken, Der Hausarzt *44*: 48-49, 07/2007

Jorenby DE et al. Efficiacy of Varenicline, an $\alpha 4\beta 2$ Nicotinic Acetylcholine Receptor Partial Agonist vs. Placebo or Sustained Release Bupropion for Smoking Cessation, JAMA *296*: 56-63, 2006

Kircher W. Arzneiformen richtig anwenden. 3. Aufl., Deutscher Apotheker Verlag, Stuttgart 2007

Klaschik E: Medikamentöse Schmerztherapie bei Tumorpatienten. 8. Aufl., Palia Med Verlag, Bonn 2005

Klein F. Asthma bronchiale – Individuelle Therapie auf „Augenhöhe", Der Hausarzt *42*: 8-10, 18/2005

Klimm HD. Neue Indikationen für das niedermolekulare Heparin Dalteparin, Herz + Gefäße für die Hausarztpraxis *3 (4+5):* 98-99, 2006

Klinisches Wörterbuch Pschyrembel®. 261. Aufl., Walter de Gruyter, Berlin 2007

Krauß J, Unterreitmeier D, Renz M. Arzneimittelanwendung für die Kitteltasche. 1. Aufl., Wissenschaftliche Verlagsgesellschaft, Stuttgart 2005

Kroegel C. et al. Asthma bronchiale versus chronisch-obstruktive Lungenkrankheit (COPD), Notfall & Hausarztmedizin *32*: 68-75, 02/2006

Kusnick C. Kopfläuse: Wie man die lästigen Gäste los wird, Dtsch Apoth Ztg *147*: 4588-4593, 2007

Kusnick C. Vorsorgungsengpass bei FSME-Impfstoffen möglich, Dtsch Apoth Ztg *147*: 2724-2725, 2007

Kusnick C: Den Kopf befreien, Dtsch Apoth Ztg *145*: 1867-1870, 2005

Lennecke K, Lengeling S, Hagel K, Grasmäder K, Liekweg A. Therapie-Profile für die Kitteltasche. 2. Aufl., Wissenschaftliche Verlagsgesellschaft, Stuttgart 2006

Lennecke K: Selbstmedikation für die Kitteltasche. 3. Aufl., Deutscher Apotheker Verlag, Stuttgart 2007

Lüllmann H, Mohr K. Taschenatlas der Pharmakologie. 4. Aufl., Georg Thieme Verlag, Stuttgart 2001

Martin J, Lehle P, Ilg W. Fertigarzneimittelkunde, Wissenschaftliche Verlagsgesellschaft. 7. Aufl., Stuttgart 2005

Mutschler E, Geisslinger G, Kroemer HK, Ruth P, Schäfer-Korting M. Arzneimittelwirkungen. 9. Aufl., Wissenschaftliche Verlagsgesellschaft, Stuttgart 2008

Nast A. et al. S3-Leitlinie zur Therapie der Psoriasis vulgaris, JDDG Supplement *2* Band *4*: S1-S25, 2006

Neumeister B, Besenthal K, Liebich H, Böhm BO. Klinikleitfaden Labordiagnostik. 3. Aufl., Urban & Fischer Verlag, München 2003

Oehl W. Laborparameter. 2. Aufl., Wissenschaftliche Verlagsgesellschaft, Stuttgart 2004

Petri E. Neue Definition der FSME-Risikogebiete in Deutschland und Empfehlungen zur Impfung, ImpfDialog *2*: 44-46, 2007

Rall B. Mit der Kombinationstherapie gegen den Harndrang, Dtsch Apoth Ztg *147*: 2605-2606, 2007

Rebhandl E, Rabady S, Mader F. Evidence based Medicine-Guidelines für Allgemeinmedizin. 2. Aufl., Deutscher Ärzte-Verlag, Köln 2007

Riem L, Harninkontinenz, Münch Med Wochenschr *148*: Kongress Report Aktuell Nr. 768, 1-4, 2006

RKI Ratgeber Infektionskrankheiten, Kopflausbefall – Merkblatt für Ärzte, Fassung vom November 2008

Literaturverzeichnis

Rothenstein D, Zenez M. Schmerztherapie in der Praxis, Continuing Medical Education *3*: 33-45, 2006

Schlenger R. Kopfläuse nicht leugnen, sondern konsequent bekämpfen, Dtsch Apoth Ztg *147*: 3461-3462, 2007

Schlenger R. Moderne Arzneitherapie der Osteporose – Das Fundament legen Calcium und Vitamin D, Dtsch Apoth Ztg *146*: 1253-1255, 2006

Schlenger R. Monotherapie mit inhalativen Steroiden bevorzugt, Dtsch Apoth Ztg *146*: 35-38, 2006

Schneider D, Richling F. Checkliste Arzneimittel 2006-2007. 4. Aufl., Georg Thieme Verlag, Stuttgart 2006

Schölmerich J. Medizinische Therapie 2007 / 2008. 3. Aufl., Springer Medizin Verlag Heidelberg 2007

Schwabe U, Paffrath D. Arzneiverordnungsreport 2007, Springer Medizin Verlag, Heidelberg 2008

Steinhilber D, Schubert-Zsilavecz M. Medizinische Chemie. 1. Aufl., Deutscher Apotheker Verlag, Stuttgart 2005

Uhl D. 10 Jahre Viagra® – Die 2. sexuelle Revolution, Dtsch Apoth Ztg *148*: 4422-4425, 2008

Weber C. Akne – da blüht der Haut etwas, Dtsch Apoth Ztg *147*: 60-65, 2007

Weber C. Akute Cystitis – wenn die Blase brennt, Dtsch Apoth Ztg *148*: 5340-5344, 2008

Weber C. Einfach am besten, PTAheute *20*: 68-70, 12/2006

Weber C. Fehlerfrei messen, PTAheute *18*: 30-38, 09/2004

Weber C. Haarausfall die Stirn bieten, PTAheute *18*: 66-68, 09/2004

Weber C. Ohrenschmerzen – in der Beratung aufhorchen, Dtsch Apoth Ztg *146*: 659-663, 2006

Weber C. Vom Heuschnupfen die Nase voll, PTAheute *17*: 14-22, 04/2003

Zieglmeier M, Hein T. Interaktionen für die Kitteltasche. 1. Aufl., Wissenschaftliche Verlagsgesellschaft, Stuttgart 2003

Sachregister

A

Acetylcholin 86, 143
Acetylcystein 6
Acetylsalicylsäure s. ASS
Adapalen 103ff.
Add-on-Therapie 84
Aerius® 94f.
Akne 103
–, Diäten 106
–, Hausmittel 106
–, Topika 105
–, Ursachen 104
–, Zusatzempfehlungen 106
Aknemycin® 103, 105
Alendronat 58f.
Alkohol 12, 51, 65, 92, 118, 145
Alkoholtupfer 55, 71
Allopurinol 61f.
–, Nebenwirkungen 63
Allopurinol 300 mg Heumann 61
Alopezie, androgenetische 112
Altinsulin 67
Ambroxol 22
Aminopenicillin 21
Amlodipin 42ff.
–, Flush 45
Amlodipin Stada® 42
Amoxicillin 20f.
Amoxicillin-ratiopharm®250 TS 21
Anaesthesulf®-Lotio 107, 109f.
Analgetika 1, 6, 21, 109
–, Kombipräparate 8
–, opioide 13ff.
–, starke 13ff.
Antazida 34, 38, 60, 77, 148
H$_2$-Antagonisten 148
Antibiotika 7, 20f., 31, 89f., 103
– bei Harnwegsinfekt 33
–, Einnahme 8
–, Lincosamide 7
–, lokale Anwendung 124
–, Makrolide 105
–, Nebenwirkungen 131
–, Salbe 125f.
–, Steroide 124
–, Tetracycline 90
–, Trockensaft 19, 21
–, Wechselwirkungen 136
Anticholinergika 86
–, Nebenwirkungen 152

H$_1$-Antihistaminika 25, 94f.
H$_2$-Antihistaminika 148
Antihypertonika s. Blutdrucksenker
Antikoagulanzien, orale 46
Antimykotika
–, lokale 39
–, orale 36, 38
–, systemische 37f.
–, topische 39
–, vaginale 130f.
Antitussiva 89ff.
Anti-Xa-Einheiten 53
Aquaretika, pflanzliche 35
Arzneimittelfälschungen 162
Ascorbinsäure 76
ASS 1, 8, 15, 46, 49
Asthma 79, 87, 92
–, Bedarfsmedikation 80
–, Dauermedikation 80
–, Etagenwechsel 93
–, Stadien 80
–, Stufentherapie 80
–, Unterschied zu COPD 86
Asthmaanfall, akuter 84
Auge, trockenes 45
Augeninnendruck 137ff.
Augentropfen 137ff.
–, Anwendungshinweise 140f.
–, Applikationshilfe 141
Ausfluss 130
Auskämmhilfe 122
Autodrop® 141
Autofahren 9, 92
Azole 38

B

Basalinsulin 66
Beckenbodengymnastik 154
ben-u-ron® 2f.
Bepanthen®-Nasensalbe 96
Betablocker 13, 43, 118, 138f.
–, Rebound-Phänomen 44
Betadermic® 117
Betamethasondipropionat 117
Bisphosphonate 77
–, Bioverfügbarkeit 58f.
–, Einnahmehinweise 57, 59
–, Wechselwirkungen 57, 60
–, Wirkmechanismus 58
–, Wochentablette 59

Sachregister

Blase, überaktive 152
Blasenentzündung s. Harnwegsinfekt
Blasenschwäche s. Inkontinenz
Blasen- und Nierentees 35
Blutdruck
–, diastolischer 43
–, Grenzwerte 43
–, systolischer 43
Blutdruckmessgerät 42f., 45
Blutdruckmessung 41
–, Handgelenk 42
–, Oberarm 42
Blutdrucksenker 42f., 161
Bluthochdruck 41ff.
Blutzuckermessgerät 71
–, Codierung 71
–, Maßeinheiten 71
–, Messprinzip 71
–, Nachtropffunktion 72f.
–, Toleranzgrenzen 73
–, Wertedifferenzen 73
Blutzuckermessstreifen s. Blutzuckerteststreifen
Blutzuckermessung 69f.
– an alternativen Körperstellen 72
–, Blutstropfengewinnung 71f.
–, Einstichstelle 72
–, Fehlerquellen 71
–, Laboruntersuchung 73
–, Maßeinheiten 71
–, Stechhilfe 72
–, Wertevergleich 73
Blutzuckerteststreifen 70
–, Lagerung 73
–, Messprinzip 71
Blutzuckerwerte, schwankende 68
Borrelia burgdorferi 28
Borreliose 27ff.
–, -Bakterien 30
Brivudin 108f.
Bronchitis 89ff., 99
–, Zusatzempfehlungen 92
BtM-Rezept 13, 15
Budesonid 81f.
Bupropion 143

C

Calcimagon®-D3 59f.
Calcium 57, 60, 77, 91
Calciumantagonisten 43, 45
Calciumkanalblocker s. Calciumantagonisten
Calcium-Vitamin-D-Präparat 59f.

Candida albicans 130f.
Canesten® Hygiene Wäschespüler 40, 132
Carito® mono 35
Champix® 142f.
–, Dosierungsschema 144
–, Nebenwirkungen 144
–, Startpackung 144
–, Therapiedauer 144
–, Unterstützungsprogramm 145
Chlorhexamed® forte 0,2% 8f.
Chlorhexidin 8f.
Cholesterin
–, körpereigene Bildung 62f.
–, Laborwerte 63
Cholesterinsenker 63
Cholesterinwerte, erhöhte s. Hypercholesterinämie
Chronisch obstruktive Bronchitis s. COPD
Cialis® 160
Cimetidin 148
Clarithromycin 64
Clexane® 53f.
Clindamycin 8
Clotrimazol 130f.
CoaguChek® 49
Codein 8f.
Coffein 8f.
Cola 38
Combur^5 Test® HC 35
Controller 80ff.
COPD 85ff.
–, Symptome 86
–, Unterschied zu Asthma 86
Corticosteroide s. Cortison
Cortison 80f., 117
–, inhalatives 82
–, lokale Anwendung 94, 117, 124ff.
–, Nasenspray 94
–, Nebenwirkungen 82, 95, 125f.
–, Salben 117, 124ff.
–, Soor-Risiko 83
–, Tabletten 82, 126
–, Wirkstärkeklassen 94, 117, 124
–, Wirkungen 82
Cotrim s. Cotrimoxazol
Cotrim-forte-ratiopharm® 31, 33
Cotrimoxazol 33f.
Cranberola® 35
Cranberry-Zubereitungen 35
Cromoglicinsäure 81
CSE-Hemmer 62

Sachregister

Curatoderm®
–, Inkompatibilität 117
–, UV-Licht 117
Cystinol® N 35
Cystitis s. Blasenentzündung
Cytochrom-P450-Enzymsystem 39, 64, 161

D

Depotinsulin 67
Dermatom 108
Dermowas® 106
Desloratadin 95
DGE (Deutsche Gesellschaft für Ernährung) 74
Diabetes 65f., 70
Diabetiker 66
–, Fußpflege 69
Differin® 103
Diflucan® 38
Dihydrocodein 91
–, Abhängigkeitspotenzial 92
–, Nebenwirkungen 92
–, Toleranz 92
Dimetinden
–, Dosierung 25
–, Nebeneffekte 25
Dolomo® TN 8f.
Dopamin 143
Dorzolamid 138
Doxazosin 161
Dranginkontinenz 152

E

Ecural® 124, 126
Einmalwaschlappen 106
Einweghandschuhe 127
Eisen 60
–, Laborwerte 75
–, Resorptionsstörung 75
–, Speicherform 75
–, Verlust 74, 76
–, Vorkommen 77
–, Zufuhr 74
Eisen-II-glycin-sulfat-Komplex 76
Eisenmangel 74ff.
–, Prophylaxe 77
–, Zusatzempfehlungen 78
Eisenmangelanämie 76
Eisenpräparate 74
–, Einnahmedauer 77
–, Einnahmehinweise 76

–, Nebenwirkungen 77
–, Resorption 76
–, Wechselwirkungen 77
Ekzem, infektiöses 124
Encepur® 28
–, Schnellimpfschema 29
–, Standardimpfschema 29
Enoxaparin 53
Enzyminduktoren 39
Enzyminhibitoren 39
erektile Dysfunktion (ED) 158ff.
–, Warnsignale 159
Ergosterol 38
Ernährung
– bei Gicht 64
– bei Magenbeschwerden 149f.
– bei Psoriasis 118
–, cholesterinarme 64f.
–, eisenarme 75
–, Vitamin-K-haltige 50
Erythromycin 7, 64, 103, 105
Escherichia coli 32
Etagenwechsel 93
Ethinylestradiol 134
Etonogestrel 134
Expektoranzien 22, 91

F

Famotidin 148
Fenistil® 25
Fentanyl 15
Ferritin 75, 77
Ferro sanol® duodenal 74, 76
Fertigspritzen 52ff.
Fieber 1ff., 5, 22, 24
Fiebermessung 4
Floradix® 78
Fluconazol 38
Fluorchinolone 77
Flush 45, 161
Formoterol 81f.
Fosamax® 59f.
Fragen, geschlossene 7
Frühsommer-Meningoenzephalitis s. FSME
FSME 26
–, Grundimmunisierung 29
–, Krankheitsverlauf 28
–, Risikogebiet 28
–, Schnellimpfschema 29
–, Schutzimpfung 28
–, Standardimpfschema 29
–, -Viren 27, 30

Fucidine® 124, 126f.
Fusidinsäure 124, 127
Fußcremes 69
Fußpflege 69
Fußpilz 37

G

Gaviscon® Advance 149
Gehwol med® Lipidro-Creme 69
Gerbstoff, synthetischer 24
Gerinnungshemmung 46
Gesamt-Cholesterin 63
Gicht 61
–, chronische 62
Gichtanfall, akuter 62
Ginkgo 49
Glaukom 137ff.
Glaukomgefahr 88
GlucoMen® Visio 70f.
Glyceroltrinitrat 161
Grapefruitsaft 38, 64, 161
Grüner Star s. Glaukom
Gürtelrose 23, 107ff.
–, Ansteckungsgefahr 110

H

Haarausfall 111ff.
Haarwachstum 113f.
Hämoglobin (Hb) 74f.
–, Laborwerte 77
Harndrang 152
Harnsäure 62
Harnsäurewerte
–, erhöhte 62
–, normale 63
Harnteststreifen 35
Harnwege, ableitende 31
Harnwegsinfekt 31, 33, 151
–, Prophylaxe 34
–, Symptome 32
–, unkomplizierter 31
–, Zusatzempfehlungen 35
Hautekzem 124
Hautpflege
– bei Akne 106
– bei Diabetes 69, 72
– bei Psoriasis 118f.
Hautunreinheiten 103
Hb-Wert s. Hämoglobin
HDL-Cholesterin 63
Heparin
–, Fertigspritzen 52

–, Injektionsstelle 53f.
–, Nebenwirkung 55
–, niedermolekulares (NMH) 53
–, Selbstinjektion 53
–, Thrombozytopenie (HIT) 55
–, unfraktioniertes 53
Hepatitis, Verdachtssymptome 39
Herpes zoster 23, 107
Herzinfarkt 41
Herzkrankheit, koronare 44
Herz-Kreislauf-Erkrankungen 41
Heuschnupfen 93
Histamin 25, 79
HIT s. Heparin-Thrombozytopenie
H^+/K^+-ATPase 147
HMG-CoA-Reduktase-Hemmer 39, 62
Homöopathika 22
Hustenblocker s. Antitussiva
Hustenreiz 90f.
Hustenstiller s. Antitussiva
HWI s. Harnwegsinfekt
Hygienewäschespüler 40, 132
Hypercholesterinämie 61, 63ff.
Hyperurikämie 63

I

Ibuprofen 15
–, Tagesdosis 21
Impfpass 31
Infectopedicul® 121
–, Anwendung 122
–, Wiederholungsbehandlung 122
Inhalationspräparate 85
–, Anwendungsfehler 83
–, Anwendungshinweise 83, 87
Inhalationstechnik 83, 87f.
Inhalationstherapie 96f.
Injektion, subkutane 54, 68, 157
Inkontinenz 35, 150f., 154
Inkontinenzformen 151
Inkontinenzpflaster 150f.
–, Anwendung 153
–, Entfernen 153
–, Entsorgung 154
Inkubationszeit 24
INR (International Normalized Ratio) 48f.
INR-Werte 48
–, schwankende 49
–, Zielbereich 49
Insulin 65f.
–, Injektion 67
–, Injektionsstelle 68

Sachregister

–, Injektionstechnik 68
–, Lagerung 67
–, Patronen 67f.
–, Pen 68
Insulinanalogon 67
Insulin glargin 66f.
Insulin lispro 67
Insulin-Pen-Nadel 68
Intimhygiene 35, 133
Intimpflegeprodukte 35, 132
Intrinsic-Faktor 149
Iscador® 154ff.
ISDN 161
ISMN 161
Itraconazol 36
–, Einnahmedauer 38
–, Nebenwirkungen 39
–, Pulstherapie 38
Itroconazol 64

J

Johanniskraut 50, 136
Juckreiz 24f., 120

K

KadeFungin® 130f.
Kammerwasserproduktion 137ff.
Kentera® 150ff.
–, Anwendung 153
–, Entfernen 153
–, Entsorgung 154
Ketoconazol 64
KHK s. Herzkrankheit, koronare
Kind, fieberndes 1f.
Kirschkernsäckchen 35
Kochsalzlösung, isotonische 99f.
Kohle, medizinische 6
Komedon 104
Kontaktlinsen 140
Kontrazeptiva 8, 91
Kopfläuse 119
–, Entwicklungszyklus 120
–, Mitteilungspflicht 123
–, Übertragung 120f.
–, Zusatzempfehlungen 122f.
Kräuterblutsaft 78

L

Lactobazillen 130ff.
Lamisil® 38
Lantus® 66
–, Lagerung 67

Latanoprost 138ff.
Laxanzien 15f., 50
LDL-Cholesterin 63
Lektine 155
Leukotrien-Antagonisten 81, 84
Leukotriene 79
Levitra® 160
Levodopa 77
Life Rewards™ 145
Lincosamid-Antibiotika 7
Lipodystrophie 68
Lokalantibiotika 124
Lokaltherapeutika 109
L-Thyroxin 77
Lyme-Borreliose 28

M

Maaloxan® 149
Macrogol 16
Magenbeschwerden 146
–, Zusatzempfehlungen 149
Magnesium 60, 77, 91
Makrolid-Antibiotika 105
Marcumar® 34
–, Alarmsignale 50
–, Blutungsrisiko 50
–, chirurgische Eingriffe 51
–, Notfallausweis 47
–, Pass 47ff.
–, Wechselwirkungen 49
–, Wirkmechanismus 46f.
–, Wirkungseintritt 47
Marcumarisierung 46
Matrixtablette 44
Maxalt® 10ff.
MCP s. Metoclopramid
Metamizol 109
Metoclopramid 10, 12
Metoprolol 42ff.
–, Matrixtablette 44
Metoprolol Sandoz® 42
Migräne 10f.
–, Auslöser 12
–, Prophylaxe 13
Miktion 152
Milchprodukte 91
Milchsäurebakterien s. Lactobazillen
Minoxidil 111f., 114
Mischinsulin 67
Mistelpräparate
–, Anwendungshinweise 157
–, Dosissteigerung 156
–, Einleitungsphase 156

Sachregister

–, Erhaltungsphase 156
–, Erstattungsfähigkeit 158
–, Hautreaktionen 157
–, Inhaltsstoffe 155
–, Injektionsstellen 157
–, Selbstinjektion 157
–, Serien-Packungen 157
–, Wirkungen 155
Misteltherapie 154ff.
Mitesser 103f.
Mitteilungspflicht, Kopflausbefall 123
Mittelohrentzündung 19ff.
Molsidomin 161
Mometason 94f., 124
Montelukast 84
Movicol® 16
M-Rezeptoren 86, 152
Mundschutz 96
Mundspüllösungen 6, 9
Mundtrockenheit 88
Myrtol 90

N

NAC 22
Nackensteifigkeit 22
Nagelpilz 36ff.
–, Prophylaxe 40
–, Zusatzempfehlungen 40
Nahrungsergänzungsmittel, Vitamin-K-haltige 50
Nahrungsmittel
–, cholesterinreiche 65
–, eisenhaltige 78
–, purinarme 64
–, purinreiche 65
–, Vitamin-K-reiche 50
Nasendusche 96
Nasenspray, abschwellendes 22, 96
Nasonex® 94f.
Nervenschmerzen 23
Neuralgie 108
Nichtopioid-Analgetika 1, 14
Nicotin 143
Nicotin-Agonist, partieller 143
Nissen 120
Nissenkamm 122
Nitrate, blutdrucksenkende 161
NMH s. Heparin, niedermolekulares
Normalinsulin 67
Normaltemperatur 5
Novaminsulfon-ratiopharm® 107, 109f.
NSAR 49

Nurofen® 20f.
Nuvaring® 133
–, Abgabedatum 134
–, Einlegetechnik 135
–, Entsorgung 135
–, Lagerung 135
–, Wechselwirkungen 136
–, Wirkweise 134

O

Obstipation s. Verstopfung
Ohrenschmerzen 19f.
Ohrentropfen 22
Onychomykosen s. Nagelpilz
Opioid-Analgetika 13ff.
–, Nebenwirkungen 16
–, schwache 14
–, Suchtpotenzial 16f.
Opioid-Rezeptoren 15
Opticare® 141
Osteoblasten 58
Osteoklasten 58
Osteoporose 57, 59f.
–, manifeste 59
OTC-Ausnahmeliste 74, 111
Otitis media 19f., 22
Otovowen® 22
Otriven® 20, 22
Oxybutynin 152
Oxycodon 15
Oxygesic® 14f., 17
Oxytetracyclin 90f.

P

Pantoprazol 147ff.
Pantozol® 147, 149
Paracetamol 1, 8, 15, 50
–, Einzeldosis 3
–, Leberschädigung 6
–, Tagesdosis 3
–, Überdosierung 3f., 6
–, Vergiftung 6
–, Wirkmechanismus 1f.
–, Zäpfchen 2
Paracodin® 90, 92
Pari-Boy®-Inhaliergeräte
–, Desinfektion 100
–, Erstattung 98
–, Luftfilter 99
–, Maske 98ff.
–, Mundstück 97
–, Reinigung 100

Sachregister

–, Verleih 96, 98
–, Vernebler 98ff.
–, Year Pack 98
–, Zubehör 98
–, Zubehörset 99
PDE-Hemmer 161
Pearl-Index 134
Pedikulozide 119, 121f.
Pen-Nadel 68
Permethrin 121
Pflaster, wirkstoffhaltige 153
Phenprocoumon 46
Phosphodiesterase 160
Pickel 104, 106
Plaques, psoriatische 116
Polidocanol 109
Pollenflugkalender 96
Pollenschutzmaske 96
Pollinosis s. Heuschnupfen
Polyethylenglykol 16
Post-Zoster-Neuralgie 108f.
Propionibakterien 104f.
Prostaglandin-$F_{2\alpha}$-Analogon 138
Protonenpumpe 147f.
Protonenpumpenhemmer (PPI) 38, 146, 148
Psoriasis 115ff.
–, Auslöser 118
–, Diät 118
Purinstoffwechsel 62

Q

Quick-Wert 48

R

Ranitidin 148
Raucherentwöhnung 142
–, Zusatzempfehlungen 145
Reaktionsvermögen 9, 45
Regaine® Frauen 111ff.
Reizhusten 90
Reliever 80f.
Rennie® 149
Repellenzien 30
Respimat® 85ff.
Retinoide 103ff.
Revatio® 160
β_1-Rezeptoren 43
β_2-Rezeptoren 44, 82
H_1-Rezeptoren 95
H_2-Rezeptoren 148
Rhabdomyolyse 63

Rizatriptan 11f.
Robert Koch-Institut (RKI) 122

S

Sagella® 35
Salbenspatel 127
Salicylsäure 117
Scheidenpilz s. Vaginalmykosen
Schlaganfall 41
Schleimlöser s. Expektoranzien
Schlemm-Kanal 138
Schmelztabletten 12
Schmerzen 1ff.
–, chronische 14
–, starke 13ff.
–, Tumorschmerzen 14
–, Zahnschmerzen 6ff.
Schmerzmittel s. Analgetika
Schmerzskala, visuelle 17f.
Schmerztagebuch 17
Schuppenflechte s. Psoriasis
Sebum 104
Selbstinjektion 53, 68
Selbstmessung
–, Blutdruck 42f.
–, Blutgerinnung 49
–, Blutzucker 69f.
Sempera® 38
Shedding 114
Sicherheits-Fertigspritzen 54
Sildenafil 158, 160f.
Simva 20 mg TAD 61
Simvastatin 39, 61, 63
–, Muskelschmerzen 64
–, Rhabdomyolyse 63
–, Wechselwirkungen 64
Singulair® 84
Sinupret® 22
Sobelin® 8
Solidago® Steiner 35
Sonnenschutzmittel 34
Spike 100
Spiriva® 85ff.
Staphylococcus aureus 124
Star, grüner s. Glaukom
Statine s. HMG-CoA-Reduktase-Hemmer
Steroidantibiotika 124
STIKO 28
Stufenschema, Schmerztherapie, WHO 14f.
Stufentherapie bei Asthma 79f.
Stuhlverfärbung 77

Sachregister

Suchtpotenzial 16f.
Sulfamethoxazol 33
Superinfektion, bakterielle 90
Symbicort® Turbohaler® 81, 83f.
α-Sympathomimetika 22
β$_2$-Sympathomimetika 80f., 84
–, Nebenwirkungen 82
synergistische Wirkung 82

T

Tacalcitol, Inkompatibilität 117
Tadalafil 160
Talcid® 149
Tannosynt® 24f.
Terbinafin 38
Tetracycline 77, 90
–, Nebenwirkungen 91
–, Wechselwirkungen 91
Tetra-Gelomyrtol® 90
Thromboseprophylaxe 52f.
Thyroxin s. L-Thyroxin
Timolol 139f.
Tinea unguium 37
Tiotropium 85f.
Trabekelwerk 138
Tränen, künstliche 45
Trimethoprim 33
Triptan 11ff.
Trockensaft 21
Trusopt® 138f.
Tumorschmerzen 14
Tumorschmerztherapie 14f.
Turbohaler® 81ff.

U

Unterzuckerung 45
Urikostatika 62
Urinselbstkontrolle 35
uveoskleraler Abfluss 138f.

V

Vagiflor® 131f.
Vaginalmykosen 129, 131
–, Ansteckung 129
–, Prophylaxe 132
–, Symptome 130
–, Zusatzempfehlungen 132
Vaginalring s. Nuvaring®
Vaginaltabletten 131
Vaginalzäpfchen 132
Vagisan® 35
Vardenafil 160

Vareniclin 142f.
–, Dosierungsschema 144
–, Nebenwirkungen 144
–, Therapiedauer 144
Varicella-zoster-Virus (VZV) 23, 26, 108, 110
Varizellen s. Windpocken
Verhütungsring s. Nuvaring®
Vernebler 98ff.
Verschluss, kindersicherer 92
Verstopfung 16, 77, 92
–, opioidbedingte 15f.
Verzögerungsinsulin 67
Viagra® 158f., 161
–, Fälschungen 162
–, Nebenwirkungen 161
–, Wechselwirkungen 161
–, Wirkungseintritt 160
Viscotoxine 155
Vitamin B$_{12}$ 149
Vitamin-B$_{12}$-Mangel 148f.
Vitamin C 76
Vitamin D 57
Vitamin-D$_3$-Analoga 117
Vitamin K 46
– in Nahrungsmitteln 50
Vitamin-K-Antagonisten 46
VITA-Studie 87

W

Wadenwickel 5
WHO-Stufenschema zur Schmerztherapie 14f.
Windpocken 23ff., 107f.
–, Ansteckungsgefahr 26
– bei Schwangeren 26
–, Inkubationszeit 24
–, Schutzimpfung 26
Wirkung, synergistische 82

X

Xalacom® 138, 140f.
Xal-Ease® 141
Xylometazolin 22

Z

Zahnpasta 8f.
Zahnschmerzen 6ff.
Zäpfchen, Anwendungstipps 4
Zecken 27
–, Entfernen 30
–, Schutz 30

Sachregister

–, Vorkommen 29
Zeckenstich 30
Zink 91
Zinkoxid 25, 109
Zoster s. Gürtelrose
Zostex® 107ff.
Zusatzempfehlungen
– bei Akne 106
– bei Bronchitis 92
– bei Eisenmangel 78
– bei Ekzemen 127
– bei Harnwegsinfekt 35
– bei Kopfläusen 122f.
– bei Magenbeschwerden 149
– bei Nagelpilz 40
– bei starken Schmerzen 17
– bei Vaginalmykosen 132
– für Allergiker 96
– für Diabetiker 69, 72
–, Salbenanwendung 127
– zur Intimhygiene 35
– zur Intimpflege 132
– zur Raucherentwöhnung 145
– zur Zeckenabwehr 30
Zwiebelsäckchen 22

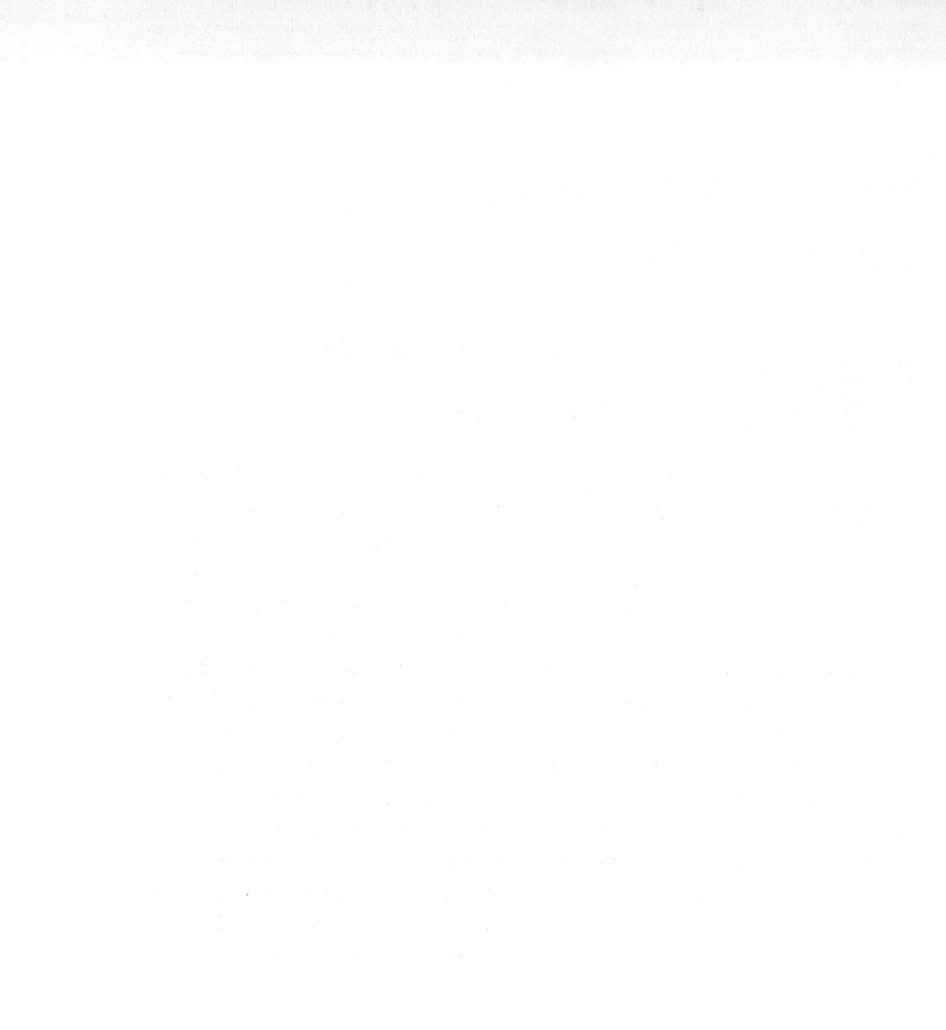

Die Autorin

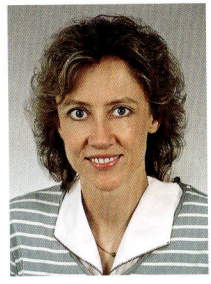

Christiane Weber, Apothekerin und Fachjournalistin

Apothekerin Christiane Weber (Jg. 1968) hat an der Eberhard-Karls-Universität Tübingen Pharmazie studiert. Nach projektbezogener Mitarbeit im Bereich Regulatory Affairs eines Pharmaunternehmens ist sie seit 1997 in einer öffentlichen Apotheke in der Nähe von Stuttgart tätig. Parallel stieg sie in den Fachjournalismus für Medizin und Pharmazie ein. In diesem Rahmen berichtet sie von Fachkongressen, Pressekonferenzen und Expertensymposien oder erstellt in Eigenrecherche Artikel zu verschiedenen medizinisch-pharmazeutischen Fachthemen. Seit 1999 arbeitet sie regelmäßig für die PTA*heute*-Redaktion, der sie als externes Redaktionsmitglied angehört. In der PTA*heute* werden seither ihre Fachartikel zu zahlreichen pharmazeutischen Themen veröffentlicht. Seit 2006 erscheinen hier auch regelmäßig ihre Beiträge zur Serie „Beratung auf Rezept" – die laut Leserumfrage derzeit beliebteste PTA*heute*-Rubrik. Darüber hinaus arbeitet sie als freie Fachjournalistin für eine Reihe weiterer pharmazeutischer und medizinischer Fachtitel wie z.B. die Deutschen Apotheker Zeitung. Außerdem ist sie bei verschiedenen Buchprojekten beteiligt, u.a. als Mitautorin des Titels „Selbstmedikation" vom Deutschen Apotheker Verlag.

„Sich wohlfühlen in seiner Haut."

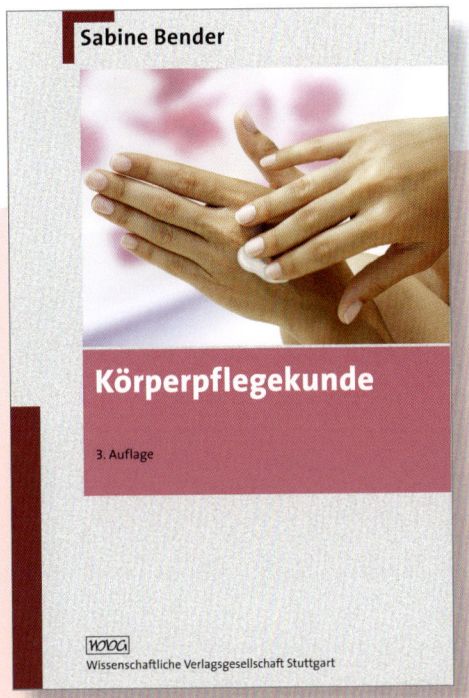

Sabine Bender
Körperpflegekunde

3. überarbeitete Auflage 2009.
241 Seiten. 54 Abbildungen,
6 Tabellen. Kartoniert.
ISBN: 978-3-8047-2535-5

Mit der Wellness-Welle boomt der Körperpflegemarkt. Grundlage zur gezielten Beratung auf diesem Gebiet sind fundierte Kenntnisse, denn Körperpflege ist auch Gesundheitspflege!

Um in dem schier unendlichen Dschungel aus Produkten das Richtige auszuwählen, verlassen sich viele Kunden auf die kompetente Empfehlung in der Apotheke. Die Autorin vermittelt die hierzu relevanten Grundlagen von **A** wie *Anti-Aging* bis **Z** wie *Zahnpflege* umfassend und gut verständlich unter Berücksichtigung aktueller Erkenntnisse und Entwicklungen.

Dieses bewährte PTA-Lehrbuch deckt das Wissen des Fachs Körperpflegekunde vollständig ab und begleitet Sie in Ihrem Berufsalltag.

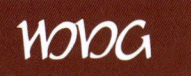

Wissenschaftliche Verlagsgesellschaft Stuttgart

E-Mail: service@wissenschaftliche-verlagsgesellschaft.de
Internet: www.wissenschaftliche-verlagsgesellschaft.de

Mit BWL-Wissen zum Erfolg!

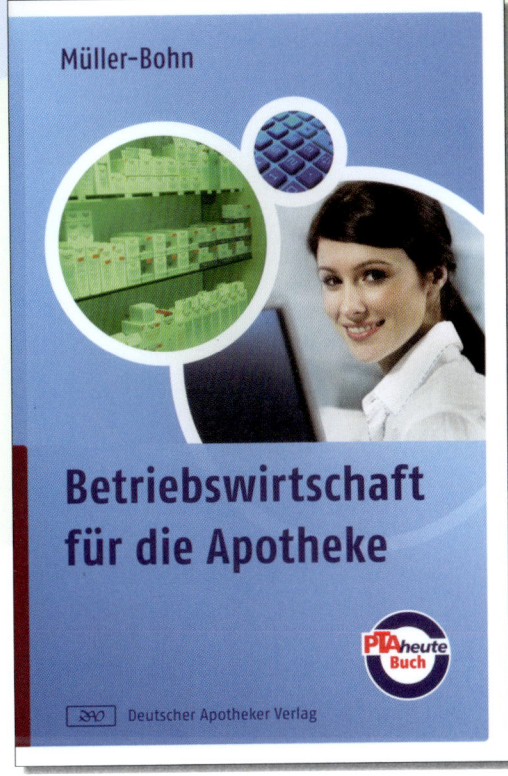

Müller-Bohn
Betriebswirtschaft für die Apotheke
PTA*heute* Buch

Von Dr. Thomas Müller-Bohn, Süsel.

*2009. X, 190 Seiten. 16 Abbildungen,
10 Tabellen. Kartoniert.
ISBN 978-3-7692-4871-5*

Die alltäglichen Aufgaben in einer Apotheke umfassen viele kaufmännische Bereiche, von einer sinnvollen Preisbildung über den optimierten Wareneinkauf bis hin zur vorteilhaften Produktpräsentation. Oftmals fehlen aber die notwendigen Grundlagen, um die Apothekenleitung noch effektiver unterstützen zu können.

Mit diesem Buch machen Sie sich für „Ihre" Apotheke stark. Der Autor liefert Ihnen genau das, was Sie dazu brauchen:
- apothekenrelevantes Grundlagenwissen
- anschauliche Beispiele und Übungen
- Tipps, die sich direkt in die Praxis umsetzen lassen.

Die Buchreihe greift das PTA*heute*-Konzept auf: Praxisnahes, verständlich aufbereitetes Wissen für die Apotheke – für alle, die sich weiterentwickeln wollen und Spaß am Beruf haben.

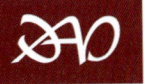

Deutscher Apotheker Verlag

Postfach 10 10 61 · 70009 Stuttgart · Telefon 0711 25 82 341 · Telefax 0711 25 82 390
E-Mail: service@deutscher-aotheker-verlag.de · Internet: www.deutscher-aotheker-verlag.de